개념 8체질

개념 8 체질

내 체질은 뭘까?

이강재 지음

杏林書院

● Contents ●

속을 알 수 없는 포커페이스인
목양체질(木陽體質) HEPATONIA

무심한 말 한 마디에도 상처를 받는
목음체질(木陰體質) CHOLECYSTONIA

돌다리도 두드려 보는
수양체질(水陽體質) RENOTONIA

느릿느릿 백 번 씹어 삼키는
수음체질(水陰體質) VESICOTONIA

면허를 가진 사람

1988년 3월 15일에 한의사면허증이 나왔다. 그때 나는 경북 영천에 있는 육군3사관학교에서 장교가 되기 위한 군사훈련을 받고 있었다. 7월 31일에 임관을 한 후 국군군의학교 생활은 88올림픽을 즐기며 뜻 깊게 보냈다. 전방 사단의 의무근무대에서 자대생활을 하면서 결혼을 하고 아들을 얻었다. 1992년 10월에 서울 자양동에서 처음으로 내 이름을 건 한의원을 열었다. 그 해 겨울을 지나며 1월에 딸이 나왔다.

1994년 11월에 부모님이 계신 충북 제천으로 내려가서 두 번째로 개원했다. 제천단양한의사회는 노장과 젊은이 사이에 끈끈한 정이 있었는데, 매 달 10일에는 젊은 한의사들만 따로 모였다. 어떤 날 새로 들어온 선생을 위한 환영회로 맥주를 빨면서 그가 건네는 명함을 보고 있었다.

전화번호가 OOO-1075다. 1075는 한방치료라는 뜻이다. 치과는 2875이고, 양방 병의원은 8275가 많다. 한의학적인 치료라는 뜻의 한방치료에다 '단 한 방'에 치료한다는 뜻을 더 두어도 좋을 것 같다. 양방 의사들만 빨리 치료하고픈 건 아니니까 한의사들도 8275를 쓴다. 8575[바로치료]라고 좀 더 적극적인 의미로 변형해서 쓰는 경우도 있다. 1075를 구하지 못하면 1275[한의치료]나 1245[한의사요], 또는 1025[한방이오]가 꿩 대신 대기하고 있다. 내 번호는 9124다. 생명을 구하는 한의사란 거창한 의미가 있다.

약국집 아들 신지원 원장이 대뜸 이러는 거다.

"형, 뭐 생명을 구한다고, 괜히 잘난 척 말어. 구안와사나 걸리지 말어. 구안와사 환자 많이 오라고 형 구일이사지. 형, 중풍 전문이여?"

녀석의 혀가 조금 꼬였다. 그러더니 단양에 사는 한 원장한테,

"탁이 형은 10칠오니까, 十이나 치료해야 될 껴. 자연스럽게 부인과 전문이여!"

모두들 박장대소해서 분위기를 타니까 8275를 사용하는 원장을 향해서 이런다.

"쟤는 파리나 잡으라고 혀. 곤충 전문 의원이여."

그러는 신 원장의 번호는 무언가 보니 1025다, 그런데 그가 말한 방식으로 상스럽게 읽었더니 좀 거시기하다. 우리는 열심히 맥주를 빨았다. 신지원 원장의 농이 아니더라도 나는 내 번호가 지닌 이상과 조금도 어울리지 않는 한의사였다. 질병을 치료하는 일의 재미조차도 거의 느껴보지 못한 단지 면허를 가진 사람일 뿐이었다.

한약장이 없는 한의원

1992년 봄쯤일 것이다. 군에서 제대한 후 경동시장에서 일하면서 한 해를 넘겼는데, 황민환 선배의 백강한의원에서 가끔 얼굴을 보았던 김상훈 선배가 송파구 가락동에서 개원한다는 소식을 접했다. 그런데 개원하는 곳이 오피스텔 빌딩의 7층이며 한의원에 한약장도 들이지 않는다는 거였다. 한약장이 없는 한의원이라니, 당시의 한의계 풍토로 보면 참 획기적인 개원 형식이었다. 김 선배가 신당동으로 체질침을 배우러 다닌다는 것은 익히 알고 있었던 터라, 나는 막연히 체질침 하는 사람들은 한약을 안 쓰는 거라고 짐작했었다.

자양2동에서 개원하고 있는데 몇 달 후에 김상훈 선배에게 8체질을 배

우던 대학 동기가 자양3동에 한의원을 열었다. 그 친구는 레이저침으로 체질침을 시술했다. 나를 맥진하더니 수음체질이라고 했다. 나는 체질의학에 큰 관심은 없었고 다만 도올 김용옥 선생의 책을 열심히 보기 시작하던 때였다.

소가 뒷걸음치다가 쥐 잡은 격으로

제천에서 1997년 3월에 한의신문에 실린 신간소개를 보고 『8체질건강법』을 샀다. 이 책을 통해 8체질의학과 체질침에 관한 흥미가 생긴 참인데, 5월에 동문 모임으로 대구에서 만난 정인기 형이 체질침과 관련한 자료를 잔뜩 가지고 와서 우리 여섯 명 앞에서 열을 올리며 소개를 했다. 이날은 밤 새워 술 마시는 대신에 체질침에 대한 얘기를 듣고 체질맥 잡는 방법도 배웠다. 그렇게 8체질의학에 입문했다. 그러다가 우연히, 십여 년간을 불면증으로 고생하던 야식집 아주머니를 순전히 체질침 만으로 고쳐드린 후에 나는 완전히 체질침의 세계 속으로 빠져들었다.

1998년 여름에 충주에 있는 동원 사단에서 예비군 훈련을 받던 기간에 급성부비동염에 걸렸다. 그런데 수음체질 처방으로는 내 병에 전혀 반응이 없었다. 결국엔 옆 건물에 있던 이비인후과에 가서 치료를 받았다. 내 병도 고치지 못하는 침법을 공부해서 무슨 소용이 있나 심각하게 고민하다가 내가 나를 너무 모르고 있었던 것이 아닌가 하는 반성이 생겼다. 나는 어떤 사람인가. 그래서 노트를 펴놓고 기억이 남아 있는 먼 옛날로부터 차근차근 그동안 앓아왔던 질병을 적어보았다. 중학교 시절까지 떠올리다가 깨닫게 되었다. 나는 목음체질이야!

내 속에 가득 찬 열정

다른 사람의 도움 없이 스스로 체질을 확정하고 나니 8체질의학이란 학문이 더 잘 이해되기 시작했다. 그리고 체질침은 매번 아픈 내 몸에 신기하고도 정확하게 적용되는 것이다. 환자를 치료하는 일에 비로소 재미가 생기기 시작했다. 열정이 끓어올랐고 사암침법과 사상의학 쪽으로도 공부의 범위를 넓혔다. 또한 도올 선생의 EBS 강의에 열광하면서 그 분이 신으로 추앙한 권도원 선생의 8체질의학 속에서 푹 젖어 지냈다.

다름과 관계 그리고 조화
8체질론과 8체질의학

8체질론은 우주와 생명을 새로운 방식으로 바라보는 화리(火理)에 근거를 둔 새로운 인간론이며 사회론이다. 사람에게서 체질의 특징은 체형, 체취, 음성, 성품, 기호, 취미, 행동, 재능, 필체 등 다양한 면에서 표현된다.

체질이란 다름이다. 서로는 관계이다. 서로 다르기 때문에 의미 있는 관계가 성립한다. 이 세상에 존재하는 만물의 모든 가치는 서로로 성립될 때 의미가 생긴다. 홀로일 때 지닌 가치는 체질론에서는 소용이 없다. 체질론이란 관계를 말하는 것이기 때문이다.

체질학교

나는 2011년 7월 1일에 시흥희망의료소비자생활협동조합에 들어왔다. 그전에 8체질을 공부하면서 알았던 한 동료가 안성의료생협에서 근무하고 있다는 것 이외에는, 의료생협이 무엇을 하는 곳인지 잘 알지 못했다. 그래서 시흥희망의료생협에서 낸 구인광고를 보고 지원서를 쓰면서, 인터넷도 보고 국립중앙도서관에도 가서 의료생협과 관련한 자료를 찾아보았는데, 볼 만한 자료가 많지는 않았다.

8체질의학을 공부하면서 품었던 막연한 꿈이 있다. 보통 말하는 가족의와 비슷한 개념인데, 의사가 질병만을 치료하는 것이 아니라 진료실에서 만나는 사람들의 삶의 전반에 개입하고 조언을 해줄 수 있어야 한다는 생각이었다. 그러기 위해서는 8체질이 아주 훌륭한 도구라고 여기고 있었는데, 마침 의료생협의 모토가 '가족주치의'라고 하니 내가 가졌던 꿈과 어울리는 곳이라고 생각했다.

개인과 개인이 자신의 건강 문제를 해결하기 위한 필요에 의해 협동조합을 만들고, 또 진료소를 세우고 조합원을 가족으로 여기는 의사가 동참한다는 의료생협은, 상업주의에 내몰리면서 환자는 의료상품을 구매하는 소비자가 되고 마는 현재의 의료시스템에서는, 마치 산골짜기의 맑은 샘물 같은 곳이다. 물론 이런 이상과 판판으로 의료생협의 탈을 쓴 이윤추구형 사이비 의료생협이 우후죽순처럼 늘어서버린 현실은 의료생협 제도의 어두운 이면이다.

조합에서 근무를 시작했을 때는 진료소를 개설하기 전이다. 한의원 개원을 준비하면서 우리 조합원들을 빨리 만날 수 있는 방법을 고민하다가

'체질학교' 아이디어가 생겼다. 그래서 주 1회로 네 번을 진행하는 방식으로 체질학교를 기획했다. 2011년 7월 6일에 시작하여 서른두 번 체질학교를 진행했고 2014년 12월 18일까지 422명이 수료했다.

체질학교에서는 4회를 진행하는 동안 8체질의학에 관한 기초적인 내용을 배우고, 참석자들의 체질을 감별하여 수료할 때 섭생표를 준다. 체질학교의 목표를 '삶의 바른길 찾기'로 정한 것은 참석자들이 자신의 체질을 알고 난 후에 그에 맞는 바른 생활의 길로 이끌기 위함이다.

2013년 9월에는 우리 협동조합의 이름이 시흥희망의료복지사회적협동조합으로 바뀌었다.

체질이란 다름이다

체질학교는 다름, 관계, 면역, 복원이라는 주제를 가지고 네 번 강의를 한다. 첫 시간은 이렇게 한다.

체질학교에 오신 것을 환영합니다. 오늘부터 저와 함께 8체질론의 기본적인 내용을 배우실 텐데요. 체질학교니까 체질이 무언지 알아야겠죠. 여기 오늘 제가 미리 써놓았는데 보이시나요. 다름이라고 적혀있네요. 체질을 말한다고 해놓고 다름이라고 적어놓았으니 약간 아리송하다고 느끼시는 분도 계실 것 같은데요. 여러분께 다름을 알려드리기 전에, 일단 저와 함께 아프리카로 여행을 떠나셔야 할 것 같습니다. 아니 여권도 없고 비행기 표도 없는데 그 먼 아프리카까지 지금 어떻게 가느냐구요. 제게 아주 좋은 방법이 있습니다. 그렇다고 미리부터 뭐 알라딘이 타던 하늘을 날 수 있는 카페트, 이런 거 기대하지는 마시구요. 여러분이 저의 주문에 따라 살짝 눈만 감으시면 우리는 금방 아프리카로 갈 수 있습니다. 눈만 지그시 감으시면 상상력이란 마법사가 우리를 바로 아프리카에 데려다 놓을 겁니다. 여러분은 눈을 감고 계시고 제가 알려드리는 대로 여러분의 눈꺼풀 안에 펼쳐지는 영상을 감상하시면 됩니다.

아프리카 넓은 초원에, 아, 예, 맞습니다. 동물의 왕국이나 내셔널지오그래픽 채널에서 보던 바로 그곳입니다. 넓은 초원 가운데 큰 나무가 있거든요. 아래에 그늘이 짙게 드리운 큰 나무 말입니다. 그 나무 아래에서 한가롭게 낮잠을 즐기는 동물 가족이 있죠. 보이시죠. 동물 가족이요. 뭘까요. 어떤 동물인가요. 예. 하이에나라고요. 아이고 하이에나 아니고요. 살벌한 아프리카 초원 한 가운데, 사방이 노출된 곳에서 한가롭게 낮잠을 즐길 수 있는 동물이 그리 흔한가요. 맞습니다. 사자죠. 사자입니다. 이 사자 가족은 좀 전에 암사자들이 주축이 된 특별 사냥팀이 사냥한 영양을 함께 뜯어먹고는 배가 불러서 여유롭게 낮잠을 즐기게 된 겁니다. 뭘 먹었다고요. 영양이요. 예, 그렇습니다. 사자는 다른 동물을 잡아먹습니다. 유식한 말로는 뭐라고 하죠. 육식동물이지요. 사자가 잡아먹을 다른 동물이 안 보인다고 해서, 배를 쫄쫄 굶겼다고 해서 길가에 있는 풀을 뜯어먹지는 않죠. 절대 그러지 않습니다.

초원 가운데에서는 사자들이 낮잠을 즐기고 있는데, 저 멀리 관목 숲에서 흙먼지를 일으키면서 느리게 움직이는 녀석들이 있습니다. 멀리 사자들이 있는 것을 보고 알면서도 느리게 움직이는 녀석들입니다. 어떤 동물일까요. 맞습니다. 코끼리들입니다. 근데 코끼리는 무엇을 먹고 저렇게 덩치가 커진 건가요. 코끼리는 맨날 기름진 고기를 먹었을까요. 그래서 저렇게 디룩디룩 살이 찐 걸까요. 그렇지 않죠. 유치원 아이들만 되어도 아는 얘기죠. 그런데 초원에 가뭄이 들어 풀들이 모두 말라 없어지면 코끼리가, 그러면 이제부터는 다른 동물을 잡아먹겠다 그러나요. 옆에서 얼쩡거리던 하이에나를 육중한 발로 제압해서 그러나요. 그러지 않습니다. 코끼리는 풀을 먹는 초식동물입니다.

이제 눈을 뜨셔도 됩니다. 그러면 금방 아프리카를 탈출해서 짠, 하고 여러분 앞에 서 있는 제가 보이는 겁니다. 이 두 동물의 사례를 통해서 여러분은 무엇을 아셨습니까. 네, 잘 모르시겠다고요. 공부를 해본지 오래되어 머리를 쓰기가 겁나십니까. 아니 이건 간단한 겁니다. 겁내지 마시고 틀려도 누가 혼내는 게 아니니 부담 갖지 마시고 말씀을 해보십시오. 그렇죠. 두 동물이 먹는 것이 다르지요. 사자는 육식동물, 코끼리는 초식동물이죠. 오늘 말씀드리려는 다름이 사자와 코끼리의 다름과 같은 다름입니다.

유치원생이나 초등학교 저학년에게나 어울릴 듯한 내용이지만 내 강의를 들었던 어른들은 이런 시작을 늘 즐거워했다. 만약 반응이 시큰둥했거나 너무 유치하다고 항의를 받았다면 서른 번 넘게 똑같은 내용으로 하는 못했을 것이다. 강의가 이어진다.

눈치가 빠른 분은 벌써 알아채셨을 지도 모릅니다. 아, 이 사람이 먹는 음식이 다르다는 얘기를 하려는구나 하고요. 그럼 말씀해보세요. 제가 지금 무엇을 말하려는지. 육식하는 사람과 채식하는 사람이 다르다고요. 아이고 똑똑하시네요. 이런 시골에서 재능을 묵힐 분이 아니신데요. 그렇습니다. 동물계의 식이법을 보면 사람들 사이에도 서로에게 맞는 음식의 구별이 있을 거라는 겁니다. 현재 체계가 잡힌 8체질의학의 영양법은 이렇게 동물계의 식이법에서 힌트를 얻었던 것입니다. 인류의 역사가 오래되었지만 8체질의학 이전에 이렇게 체계적인 체질영양법을 갖춰 놓은 적이 없었습니다. 아, 이건 지금 깊이 들어갈 필요는 없고요. 다름을 좀 더 알아보겠습니다.

방송인 강호동을 한번 생각해 봅시다. 강호동하면 먼저 무엇이 떠오릅니까. 씨름, 먹성, 호탕함, 급함, 뭐 이런 것이죠. 그럼 체격이 어떻습니까. 상체 쪽으로 발달했고 전체적으로 체구가 크지요. 씨름에서 천하장사를 했으니 힘도 물론 좋겠지요. 「1박2일」에 나왔을 때 보면 무엇이든지 잘 먹지요. 그럼 이제는 다른 사람을 봅시다. 공부하는 개그맨으로 알려졌고, 부인이 한의사지요. 한 때는 국민약골로 불리기도 했고요. 예, 맞습니다. 이윤석인데 체격이 어떻습니까. 마치 젓가락처럼 말랐죠. 식성은 어떤가요. 입이 짧아요. 성격으로 보면 강호동은 호탕한데 이윤석은 소심한 편이죠. 강호동이 이윤석 같은 체격이 되고, 이윤석이 강호동 같은 몸매를 갖는 것이 가능할까요. 그럴 가능성은 거의 없겠죠. 강호동이 중병에 걸리지 않는 한 그런 일은 아마 일어나지 않을 겁니다. 두 사람을 비교해서 보면 분명 두 사람이 '다르다'는 것에 모두 동의할 수 있을 겁니다.

예전에 활동했던 가수인데, 별명이 찐빵으로 불렸던 분이 있어요. 찐빵을 잘 드신다는 게 아니라, 그 분의 생김새가 그렇다는 거죠. 연세 드신 분들은 아실 텐데요. 그 분의 히트곡이, 인생은 나그네길 어디서 왔다가 어디로 가는가. 「하숙생」이죠. 가수 최희준 씨의 이 노래는 멜로디의 높낮이가 거의 없이 구수한 저음이 잘 어울리는 노래죠. 그리고 다른 가수는 국민언니로 불리는 가수입니다. 긴 머리를 가진 김경호죠. 그런데 김경호의 노래들은 어떤가요. 아주 높은 음역대의 노래들이죠. 그럼 김경호에게 하숙생을 부르라고 하고, 최희준 씨에게 김경호의 노래를 부르라고 하면 어떨까요. 그 맛이 나지를 않겠죠. 같은 가수라고 하여도 이렇게 다른 점이 있습니다.

개그우먼 중에 이성미가 있어요. 이성미하면 제일 먼저 어떤 이미지가 떠오르시나요. 무엇보다도 까칠함이죠. 지금도 말이나 행동을 잘 못하는 후배가 있으면 참지를 못하고 그 자리에서 바로 불러서 타이른다고 합니다. 까칠하면서 본인의 생활 태도는 꽤 철저할 것 같은 느낌을 받게 됩니다. 그럼 「세바퀴」에 나오던 박미선은 어떤가요. 아무래도 이성미에 비해서는 좀 헐렁하지요. 무언가 빈 구석이 많을 것 같은 느낌을 줍니다.

요즘 지구상의 오지 구석구석을 찾아다니느라 몸과 마음이 많이 피곤할 것 같은 사람이 있어요. 그래도 이 프로그램은 순전히 그의 활약에 힘입은 프로그램이라고 할 수가 있는데요. 달인이라고 불리는 사나이, 김병만이죠. 우리의 달인께서는 주로 무엇으로 웃기나요. 말로는 잘 못 웃기죠. 달인은 몸으로 웃깁니다. 그리고 예전에 슈퍼맨 옷 비슷한 거 입고 나와서 지하철 노선도를 속사포처럼 읊어내던 사람이 있었죠. 맞아요. 수다맨. 수다맨 강성범은 말로 웃기죠.

내가 위에서 예를 든 것처럼 우리가 주의를 집중하고서 보면 사람들 사이에 다름이 있음을 알 수 있다. 서로 체격이 다르고, 성격이 다르고, 태도가 다르고, 먹어야 하는 음식이 다르고, 잘 할 수 있는 재능의 영역이 다르다. 체질을 쉬운 말로 바꾼다면 바로 다름이다. 그러니 위에서 비교대상으로 등장한 네 쌍은 서로 체질이 다르다고 할 수 있다. 사람에게서 체질의 특징은 체형, 체취, 음성, 성품, 기호, 취미, 행동, 재능, 필체 등 다양한 면에서 표현된다.

여덟 사람의 궁금증

어떤 한 사람이 있었는데, 그 사람은 고등어만 떠올리면 늘 안 좋은 기억이 있었다. 그의 기억 속에서 고등어란 생선은 생목 오르는 생선이라는 것이다. 식구들과 같이 먹어도 왜 유독 자신만 생목이 올라 불편해하는지 고등어를 먹을 때마다 그가 가진 의문이었다. 등 푸른 생선이 머리에도 좋고 노화 예방도 된다고 TV에서 마구 떠드는데, 그 좋다는 것을 안 먹고 살자니 아쉽기도 하고 말이다.

명절 날 소고기만 먹으면 소화가 안 되고 몸이 나빠지던 아이가 있었다. 어른들은 괴기를 자주 먹지 못하니 위장이 놀라서 그런다고 대수롭지 않게 넘기곤 했다. 하지만 어른이 되어 여유가 생겨서 고기를 자주 먹게 되었을 때는 소화가 안 되는 정도가 아니라 똥의 냄새가 아주 고약해지고 피부에 부스럼도 자주 생겼다.

인삼 생각만 해도 열이 뻗치고 가슴이 답답해지는 사람이 있었다. 이 사람은 인삼의 고장 풍기 사람인데 어려서 부모들이 인삼을 아주 많이 먹였다. 인삼을 먹으면 속에서 열이 펄펄 나고 기운도 솟는 것 같았다. 하지만 언제부터인가 눈이 충혈되면서 침침해지고 머리도 아프기 시작했다.

닭고기만 먹으면 몸에 부스럼이 나고 가려워서 밤잠을 설치는 여성이 있었다. 피부과에 아무리 다녀 봐도 뾰족한 대책이 없었다. 이 사람은 전에 내가 데리고 있었던 여직원인데 내가 알려주기 전에는 닭고기가 그 원인이라는 사실을 모르고 있었다.

여름날에도 조금만 배를 차게 하면 배탈이 나서 늘 설사할 두려움에 빠져 사는 사람이 있었다. 배를 차게 한다는 인식은 그가 오래도록 여름배

탈을 겪으며 생긴 경험에 의한 것이다. 배탈이 잦은 그는 어디 낯선 곳에 가면 화장실이 어디 있는지부터 살피는 버릇이 생겼다.

남들은 10분이면 먹고 일어나는데 30분이 넘고 한 시간이 가까워지도록 오래 씹으며 앉아 있던 친구가 생각난다. 나같이 성격이 급한 사람은 열불이 나서 그 친구와 같이 밥을 못 먹는다.

마라톤에 참가하기 위해 동호회 회원들과 지방에 가면, 경기 전날 힘내자고 동료들과 고기를 잔뜩 먹고, 막상 경기 당일에는 다리에 힘이 풀려서 제 실력을 발휘하지 못 한다는 환자분이 있었다. 그분은 60대인데도 나보다 훨씬 체력이 좋고 거의 매일 20㎞를 뛰시는데, 마라톤 대회 나가서 한 번도 일등을 하지 못 하였다고 내게 푸념을 하곤 했다.

독 중에서도 맹독이라는 복어 알을 세상에서 가장 맛있는 음식이라 여기며 어느 바닷가에서 홀로 사는 사람의 이야기가 전해진다.

뜨거운 여름날 교장 선생님의 훈시가 조금만 길어진다 싶으면 자동적으로 쓰러지던 친구가 생각난다. 어떤 사람은 하루에도 두세 번씩 화장실에 들락거리는데, 사오일이 지나도 똥 눌 생각조차 없던 친구는 운동장에서 쓰러지던 바로 그 친구였다. 그런데 그 친구는 스스로 변비증 환자라고 혼자서 고민하고 있었을지도 모른다.

체질의학(體質醫學)의 탄생

조선시대에 사암(舍巖)이라는 도인이 있었다. 사암도인은 중국의학이 미처 시도하지 못한 새로운 침 치료법을 고안했다. 이것은 경락의 오수혈(五兪穴)을 오행(五行)의 원리로 운용하는 방식이었다. 후세사람들은 이를 사암침법(舍巖鍼法)이라고 부른다. 사암침법을 학위 논문의 연구과제로 삼은 김달호 선생은 사암침법이 성립한 시기를 1644년 이후라고 추정했다.

구한말에는 동무(東武) 이제마 선생이 있었다. 동무 공은 중국의 고대 임상서인 상한론의 변증방식이나 질병인식, 약물운용 체계를 비판하였다. 그리고 기존의 한의학이 가지고 있던 오행론적 구조를 버리고 태양인, 태음인, 소양인, 소음인이라는 사상인(四象人) 분류로 인간을 바라보는 독창적인 방식을 창안했다. 사람의 질병 조건이란 그때그때 상황에 따라 바뀌는 것이 아니라 이미 태어나면서 그 구조가 확정되어 있다는 것이다. 그리고 약물조차도 이에 맞추어 사상인에게 각각 정해져 있다고 하였다.

20세기에는 동호(東湖) 권도원 선생이 나왔다. 선생은 어린 시절 친구의 죽음을 지켜본 계기로 생명과 죽음에 대한 통찰을 얻었다. 한국전쟁 전후로 이제마의 사상의학을 연구하면서 사람 몸의 다름에 대하여 고민했는데, 질병의 발생 원인에 따른 '8'이란 분류에 집중했다. 그러다 자신의 눈병을 침으로 고치게 된 것을 계기로, 동의수세보원이 가진 원리를 경락과 연결해보고자 하는 생각에 이르렀다. 이렇게 동호 선생에 의해서 사암도인의 오수혈 운용의 원리가 사상인 장부의 길항(拮抗)원리와 융합된 것이 바로 체질침이다. 체질침을 바탕으로 체질맥진법, 체질영양법으로 이어지는 8체질의학이 차차로 틀을 갖추게 되었다.

8체질론은 우주와 생명을 새로운 방식으로 바라보는 생명론(生命論)인 화리(火理)에 근거를 둔, 인류에 대한 새로운 방법론이다. 새로운 인간론이며 사회론이다.

8체질의 고향별

탤런트 전지현과 김수현이 나온 드라마 「별에서 온 그대」는 크게 히트했다. 중국에서는 아류작이 만들어지고, 김수현이 드라마로 얻은 인기를 등에 업고 중국에서 벌어들인 돈이 반년 사이에 300억 원이 넘었다고 한다. 이 드라마에서 김수현이 연기한 도민준은 다른 별에서 왔다. 쉽게 말하면 외계인이다. 그런데 8체질론에서 보면 우리들에게도 각각 고향별이 있다.

8체질론에서는 하늘에 떠 있는 별들도 생명체로 본다. 생명체가 가진 가장 근본적인 속성은 바로 움직임이다. 우리 태양계를 지탱하는 생명력의 원천은 두 말할 나위도 없이 바로 태양이다. 태양 가까이에 수성(水星 Mercury)과 금성(金星 Hesperus)이 있고, 화성의 바깥으로 목성(木星 Jupiter)과 토성(土星 Saturn)이 있다.

구한말에 동무 이제마 선생은 『동의수세보원』을 통해서 사람을 태양인, 태음인, 소양인, 소음인의 사상인으로 나누었다. 8체질론을 만든 동호 권도원 선생은 1965년에 발표한 체질침 논문에서 사상인의 명칭을 자신만의 방식으로 바꾸었다. 소음인을 Mercuria라 하고 수상인(水象人)으로, 태양인을 Hespera라 하고 금상인(金象人)으로, 태음인을 Jupita라 하고 목상인(木象人)으로, 소양인을 Saturna라 하고 토상인(土象人)으로 불렀다.

수상인은 수성을, 금상인은 금성을, 목상인은 목성을, 토상인은 토성을 닮은 사람이라는 뜻이다. 수상인은 수양체질(Mercurio)과 수음체질(Mercuria)로, 금상인은 금양체질(Hespero)과 금음체질(Hespera)로,

목상인은 목양체질(Jupito)과 목음체질(Jupita)로, 토상인은 토양체질(Saturno)과 토음체질(Saturna)로 8체질이 되었다.

8체질 배열도

뒷면의 그림은 8체질배열도이다. 이 그림의 원안은 대구시 고신한의원의 서용원 선배가 2010년에 보내주었다. 권도원 선생이 강의 중에 그려서 보여준 것을 가지고 있었다고 했다. 원안을 참고해서 김지권 선생이 그림 파일로 만들었다.

8체질은 목양체질, 목음체질, 토양체질, 토음체질, 금양체질, 금음체질, 수양체질, 수음체질의 여덟 체질이다. 이 그림에서 8체질이 배열된 기준은 방위이다. 동서남북과 북동, 남동, 남서, 북서, 이렇게 8방위에 각각 8체질이 배치되어 있다. 그림에서 맨 위 북쪽에 수음체질이 있다. 그리고 시계 방향으로 돌면서 북동쪽에 목양체질, 동쪽에 목음체질, 남동쪽에 토양체질, 남쪽에 토음체질, 남서쪽에 금양체질, 서쪽에 금음체질, 북서쪽에 수양체질이 있다.

8체질은 절기와도 연결되는데, 목양체질은 입춘, 목음체질은 춘분, 토양체질은 입하, 토음체질은 하지, 금양체질은 입추, 금음체질은 추분, 수양체질은 입동, 수음체질은 동지와 연결한다. 이 절기는 지구에서 바라보는 태양의 길, 즉 황도에서 태양의 위치를 나타내는 것이다. 8체질의 처지에서 보면 8체질이 태양과 맺는 관계와 조건이 각각 다르다는 뜻이다.

방위로 보면 정반대 쪽에 있는 목양체질과 금양체질, 목음체질과 금음체질, 토양체질과 수양체질, 토음체질과 수음체질은 해당 체질이 가지고 있는 모든 구조와 특징이 정반대이다. 이 네 쌍에서 정반대의 두 체질 사이에는 내장구조, 성격, 외모, 체형, 재능 등에서 공통점이 하나도 없다.

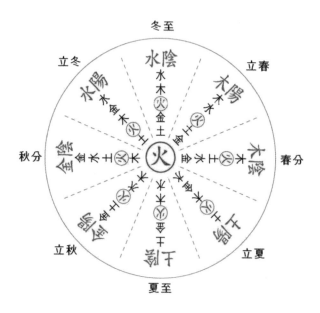

목양체질과 수음체질, 목음체질과 토양체질, 토음체질과 금양체질, 금음체질과 수양체질처럼 옆에 붙은 체질끼리는 서로 닮았다. 공통점이 있다는 얘기다. 체질이름으로만 보면 수양체질과 수음체질이, 목양체질과 목음체질이, 토양체질과 토음체질이, 금양체질과 금음체질이 많이 닮은 것처럼 보일 수 있다. 하지만 사실은 수양체질과 수음체질보다는 수음체질과 목양체질이 더 닮았고, 수양체질과 금음체질이 더 비슷하다. 또 토양체질과 토음체질보다는 토양체질과 목음체질이 더 비슷하고, 토음체질과 금양체질이 더 닮았다.

체질이름에서 보이는 비슷함은 8체질의 유전과 깊은 관계가 있다. 예를 들면 목양체질인 아버지와 토양체질인 어머니 사이에서는 수양체질과 수음체질, 금양체질과 금음체질은 태어나지 않는다. 또 금양체질인 아버지와 토양체질인 어머니 사이에서는 금양체질, 금음체질, 토양체질, 토음체질의 네 체질이 나올 수 있다. 보통 자녀가 두 명인 경우에는 아버지와 어머니의 체질을 각각 물려받고, 형제가 많아질수록 네 가지 체질이 골고루 나올 확률이 높아진다.

목숨의 뜻

씨앗이 땅속에 묻혀 있다가 싹을 틔울 알맞은 조건이 되면 스스로 껍질을 열어 뿌리를 아래로 뻗어 내린다. 그러면서 씨앗의 몸뚱이를 위로 위로 밀어 올린다. 드디어 지면 위로 새싹이 솟아오르면 몸뚱이는 떡잎이 된다.

자, 이 새싹의 모양을 보자. 떡잎은 마치 가분수 머리처럼, 연약하고 힘없어 보이는 가녀린 줄기 위에 떡, 얹혀 있다. 떡! 얹혀 있어서 떡잎인지도 모르겠다. 저 단단한 땅속으로부터 이것을 밀어올리고, 지상으로 돌출되어서는 떡잎을 지탱하고 있는 새싹의 뿌리와 줄기는, 단단한 쇠도 아니고 탄력 있는 플라스틱도 아니다. 손으로 툭 건드리면 힘없이 부러지고 마는 그저 연약한 물질이다. 그런데 이 연약한 새싹은 어떤 힘이 있어서 세찬 비바람에도 꺾이지 않고, 하늘을 향해 꼿꼿하게 머리를 쳐들어 잎을 키워 올리는 것일까?

떡잎을 받치는 힘은 바로 생명의 힘이다. 생명이라고 쓸 때, 날 생(生) 자는 바로 지면으로 솟아나는 새싹을 형상한 글자로 '새싹이 돋는다'는 의미를 가지고 있다. 명(命)은 흔히 '목숨 명'이라고 하는데, 원래 이 글자는 명령 령(令)에 입 구(口)가 합쳐진 글자로, '명령'이 원래의 뜻이다. 목숨은 목과 숨이 합쳐진 글자다. 목에는 숨구멍이 있고, 그 숨구멍을 통해서 들숨과 날숨이 드나들면서, 숨을 쉬어 살아가는 힘이 바로 생명력이다.

사람의 아이는 백일이 되면 스스로 목을 가누고 자유롭게 숨 쉴 수 있고, 목숨을 반납할 때가 되면 스스로 목을 가누지 못하게 되어 목이 꺾이고 숨이 멈추게 된다. 이것이 바로 '목숨'의 의미다. 떡잎을 떠받치는 힘 또한 식물이 가진 목숨이라는 얘기다. 단지 움직이는 동물을 잡아먹지 않는다고 해서, 위대한 생명존중 사상을 지닌 것처럼 떠벌리는 얼치기 생명운동가들이 많다.

홀로와 서로

8체질론을 이해하는데 가장 중요한 글자를 고르라고 하면 나는 상(相)을 꼽고 싶다. 서로 상(相)은 그다지 어렵지 않은 글자이다. 이 글자의 뜻은 서로인데 '서로가 무엇인지 한번 설명해 보세요' 하면 뜻밖에 말문이 막혀버리는 사람들이 많다. 서로라고 쓰면서 서로라는 뜻이 무엇인지 말로 표현해 본 기억은 별로 없었던 것이다. 나처럼 서로가 무슨 뜻인지 물었던 사람도 없었을 것이다.

서로를 이해하려면 홀로가 필요하다. 그런데 홀로는 그냥 쉽다. 그냥 홀로이기 때문이다. 홀로인 홀로와 또 다른 홀로인 홀로가 만나면 비로소 서로가 된다. 홀로와 홀로 사이에서 서로가 성립되는 것이다. 서로란 관계이다. 그리고 이 세상에 존재하는 만물의 모든 가치는 서로로 성립될 때 의미가 생긴다. 홀로일 때 지닌 가치는 체질론에서는 소용이 없다. 체질론이란 관계를 말하는 것이기 때문이다.

체질이란 다름이다. 서로 다르기 때문에 의미 있는 관계가 성립한다. 같은 것끼리의 관계는 서로에게 이익이 없다. 그래서 같은 것끼리는 늘 충돌한다. 철학자이면서 아동문학가인 윤구병 선생은 1988년에 펴낸『잡초는 없다』에 실린 「팽나무 할매」이야기 중에서 "사람이 사람으로, 풍뎅이가 풍뎅이로 살 수 있는 건 전체의 생명체를 서로 이어주는 그물망 속에서란다. 수십억 인구 가운데 생김이나 느낌이나 마음씀이 판에 박은 듯 똑같은 사람이 하나도 없는 건 그렇게 해야 서로 주고받는 것이 있기 때문이다. 꼭 같다면 줄 것도 받을 것도 없어서 상호교류가 일어나지 않아."라고 썼다.

윤구병 선생은 체질을 말한 것은 아니다. 그런데 체질론의 중요한 원칙을 말해 주었다. 서로 다르기 때문에 주고받는 것이 있다는 것이다. 지구축(軸)은 조금 기울어 있다. 지구 축이 기운 것 때문에 지구상에서는 지역에 따라 기후가 달라지고 계절의 변화가 생겼다. 대기의 거대한 흐름들이 만들어졌다. 그리고 이런 환경조건의 차이가 사람의 체질을 만들었다.

체질이란 다름이고 다르기 때문에 의미 있는 관계와 가치가 성립한다. 예를 들면 이렇다. 목음체질 이강재와 금음체질 박영수는 정반대의 체질이다. 둘 사이는 모든 면에서 정반대라서 처음에는 모든 것이 낯설 수 있다. 그렇지만 다르기 때문에 서로를 위해 줄 것도 있고 배울 점도 많다. 내 안에는 나와 다른 것이 전혀 없으므로 나와 다른 타인을 통해 다른 것을 알 수 있다. 그러니 내가 박영수 선생을 통해 금음체질에 대해 많이 배우고 있으므로 그는 내게 좋은 존재다. 그가 내게 '좋다'는 가치가 생긴 것이다.

목음체질인 나와 금음체질인 박영수 선생 사이에 고등어란 놈이 끼어

든다. 고등어는 우리 사이에 끼기 전에 홀로로서는 아무런 가치가 없다. 그런데 고등어가 우리 사이에 끼어드는 순간 서로가 성립되고 고등어는 목음체질인 내게 해로운 음식물이 되고, 금음체질인 박영수 선생에게는 유익한 반찬이 된다. 서로 다른 체질 사이에서 고등어가 정반대의 가치를 동시에 지니게 되는 것이다. 그러므로 밥상의 내 쪽에는 고등어의 잔해인 뼈가 하나도 없고, 박영수 선생의 밥상머리에는 고등어 뼈가 쌓이게 될 것이다.

일침이약삼식

한의학에 일침이구삼약(一鍼二灸三藥)이라는 말이 있다. 이 말은 해석하는 사람에 따라 여러 가지 의미로 푼다. 질병을 치료할 때 선택하는 순서로 보기도 하고, 급한 병과 만성병에 대처하는 방법의 순서이기도 하며, 침과 뜸 약이 하늘과 땅 그리고 사람을 상징한다는 천지인(天地人) 사상을 동원하기도 한다. 나는 침과 뜸 그리고 약이 치료 효과를 나타내는 신속함의 순위를 매긴 것이라고 이해한다.

8체질의학의 치료 도구는 체질침과 체질한약 그리고 체질영양 이렇게 세 가지이다. 그래서 나는 일침이구삼약을 변형해서 일침이약삼식(一鍼二藥三食)이라고 해 보았다. 물론 이것은 각각의 치료법이 나타내는 치료효과의 빠르기 순서이다. 하지만 세 번째에 놓인 체질영양법이 세 번째로 중요하다는 의미는 아니다.

체질침을 시술하는 행위는 우리 몸에 대한 가장 적극적인 개입이다. 우리 몸의 면역체계를 조절하기 때문이다. 체질침은 우리 몸이 처한 불균형을 해소하는 방법인 억강(抑强)과 부약(扶弱)을 동시에 수행할 수 있다. 즉 보법(補法)과 사법(瀉法)의 두 가지 치료가 가능한 것이다.

체질약물이나 체질영양법에는 사법이 없이 보법만 있다. 그러므로 체질침에 비해서 치료 속도가 상대적으로 느리다. 그런데 우리는 침을 맞지 않고도, 약을 먹지 않아도 살 수 있지만 영양을 섭취하지 않고는 살 수 없다. 8체질 치료에 있어 영양법은 선택이 아니라 필수인 것이다. 침과 약으로 제 아무리 훌륭한 치료를 한다고 해도 체질영양법 즉 체질식사법을 잘 지키지 않으면 그 치료효과를 지속시키기가 어렵다. 장기적인 치료가 필요한 만성병, 난치병일수록 체질식사법을 철저하게 지켜야 한다.

만약 체질식사법을 잘 지키는 바탕 위에서 체질침과 체질약물 치료를 받으면, 침과 약과 밥이 삼위일체가 되어 그의 몸을 근본적으로 변화시키게 된다.

당신은 채식주의자입니까?

영어 사전에서 우리나라의 소주를 찾아보면 있을까? 어떻게 검색해야 할까? 'korean liquor'로 해야 하나? 아니면 소리 나는 대로 'soju'로 찾아보면 될까? 2008년에 미국의 메리엄 웹스터(Merriam-Webster) 영어사전에 'soju'가 공식적으로 올라갔다. 이렇게 사전에 새 단어들이 추가되는 것은 국지적인 문화가 보편성을 획득하는 과정이기도 하고, 또는 복잡하게 변화하는 현대 사회문화 현상의 반영이기도 하다.

페스카테리언(pescatarian)이라는 신조어가 있다. 이 단어는 '물고기[pesca]'와 '채식주의자[vegetarian]'의 합성어로 '채식주의자 중에서 해산물을 먹는 사람'이라는 뜻이다. 채식주의자라면 채식만 먹는 사람들이 아닌가? 동물성 단백질을 일절 먹지 않는 엄격한 채식주의자를 '비건(vegan)'이라고 한다. 이들은 우유나 달걀도 먹지 않고, 어떤 이들은 실크나 가죽같이 동물에게서 원료를 얻는 제품도 사용하지 않는다.

그런데 채식주의(茶食主義, vegetarianism)도 하위분류로 가면 여러 다른 형식과 방법의 채식주의들이 있다. 예를 들면 유제품, 동물의 알, 생선, 꿀, 흰 살코기, 붉은 살코기, 열매와 씨앗 등에서 몇 가지를 추가로 더 먹을 것인지 말 것인지의 차이로 분류하는 방법이다. 이런 여러 채식주의의 근거는 생태주의, 반자본주의, 자연보호, 정신수양, 종교적 신념, 건강 목적 등 다양하다.

동물성 단백질을 거부하는 채식주의를 들여다보면 이렇다. 잎채소도 먹고, 뿌리채소도 먹고, 버섯도 먹고, 콩도 먹고, 현미도 먹고, 보리도 먹고, 두부도 먹고, 토마토도 먹고, 바나나도 먹고, 사과도 먹고, 포도도 먹는다. 그렇다면 단지 고기만을 거부하는 이런 방식의 식사법이 적절한 것일까? 그리고 채식주의자들이 왜! 우유도 먹게 되고, 계란도 먹고, 바닷물고기도 먹고, 흰 살코기도 먹고, 붉은 살코기까지 골라서 먹게 된 것일까?

권도원 선생의 8체질론에 따른 식이영양법에 근거하여 보면 위에 예를 든 '해산물 채식주의자'의 처지를 잘 이해할 수 있다. 채식을 하면서 동물성 단백질을 단절했던 사람들 중에서 자신들의 몸에는 해산물이 해롭지 않음을 경험을 통해 스스로 깨닫기 시작했고 그런 인식을 지닌 그룹이 생겼다는 것이다.

사실은 동물성 단백질 말고, 채소나 곡류도 저마다의 쓰임이 다르다. 8체질론에 따르면 소고기는 폐(肺)를 보강하고 돼지고기는 신(腎)을 돕는다. 고등어는 간(肝)을 이롭게 하고 굴은 신장(腎臟)으로 간다. 상추는 간(肝)을 보하고 무는 대장(大腸)을 돕는다. 보리는 위열(胃熱)을 식히고 메밀은 대장(大腸)의 힘을 억제한다. 육류와 해산물, 곡류와 채소류로 같은 카테고리에 들어있다 하여 동일한 성질을 가진 것은 아니라는 것이다.

체질이란 다름이다. 다름이란 구체적으로 각각의 체질이 지닌 내장구조의 차이와 구분을 말한다. 어떤 체질인 사람이 간과 신을 약하게 타고 났다면 그 사람은 평생토록 간과 신을 이롭게 하는 음식으로 식단을 구성해야만 한다. 자신의 체질에 맞는 음식만을 골라서 섭취하는 '체질식(體質食)'은 8체질론에 근거한 '적극적인 편식'이다.

선무당이 사람 잡는다

유명 포털사이트에서 운영하는 카페서비스에 8체질론과 관련한 모임들이 많다. 이런 카페의 개설자나 운영진 중 몇몇은 자신의 영역 안에서 마치 제왕처럼 행세한다고 하니 걱정이다. 자신만의 기준으로 시중의 8체질 한의원과 8체질의사를 평가하는 것은 약과고, 대부분의 8체질의사들은 믿을 바가 못 되고 자기가 체질감별의 최고수라고 공공연히 선전하는 사람도 있는 모양이다.

체질감별의 신이 그에게 특별히 강림하였는지는 모르겠다. 카페 회원들이 사진만 제출하면 무슨 체질인지 척척 알려준다고 하니 아주 가관이다. 더 나아가 공공연히 치료행위까지 서슴지 않는다니 이건 동호회 카페가 아니라 완전히 체질 영업소다. 종교를 등에 업고 의료봉사를 빙자한 단체도 있다. 봉사활동이라고 내걸면 모든 것이 용서되는 세상인가. 김남수 할

배 흉내를 내는지 유료강습도 하고 자격증도 준다고 한다. 물론 이런 행위를 주도하고 있는 사람들은 의료인이 아니다.

근거가 희박하고 정확하지 않은 정보일수록 사람을 잘 홀린다. 또 그런 것을 잘 유포하는 사람들은 애초에 책임의식 같은 것은 안중에도 없는 사람들이다. 그리고 뿌리가 짧은 사람들은 그런 거짓에 잘 쏠린다. 자신의 몸과 생명은 소중하다. 그리고 건강하자고 8체질론에 관심을 갖고 카페 활동도 하는 것이 아닌가. 제발 소중한 몸으로 헛된 실험을 하지 말라고 당부하고 싶다.

사상인론은 8체질론을 품고 있다

사상의학계에서는 사상인론(四象人論)이 8체질론(八體質論)을 품고 있다는 명제를 당연하게 받아들인다. 그것은 사상인론으로부터 8체질론이 태어났다는 자신감의 표현이다. 그런데 8체질론을 따르는 사람들 중 다수는 이런 논의 자체를 부담스럽게 생각한다. 왜냐하면 8체질론의 창시자인 권도원 선생이 그것을 부정하기 때문이다.

권도원 선생이 애초부터 그런 태도를 가졌던 것은 아니다. 체질침 논문과 여러 기고문을 통해서 자신의 체계가 동무 이제마의 사상의학으로부터 나왔다고 밝혔다. 그리고 그것이 사실이다. 그런데 체질침의 「2차 논문」에서부터 사상의학과 관련한 언급이 사라진 이후에, 그런 논의 자체를 거부하고 적극적으로 부정하려는 태도를 보였다. 심지어는 동무 이제마의 사상의학은 상한론의 변용일 뿐이고 진정한 체질의학이 아니라고 폄하하는 발언을 하고 있다.

하지만 그렇다고 사실이 가려지는 것도 아니고, 스스로 남겨놓은 많은 자료들이 흔적 없이 사라져주는 것도 아닌데 말이다. 금양체질인 권도원 선생의 체질 특성으로 보면 이해되는 면이 있기는 하지만, 나는 선생의 이런 태도가 무척 안타깝다. 천당에 가서 동무 선생을 만나시면 어쩌려고 그러시는지 모르겠다.

8체질론에서 유전 법칙을 따지려면 동무 공이 만들어 놓은 폐/비/간/신(肺脾肝腎)의 사원체계(四元體系)에 기준을 맞추어야 한다. 다른 방도가 없다. 이점은 8체질론이 사상인론의 범주를 벗어날 수 없는 영원한 굴레이다. 8체질 중에서 금양체질과 금음체질은 태양인이고, 목양체질과 목음체질은 태음인이다. 그리고 토양체질과 토음체질은 소양인이고, 수양체질과 수음체질은 소음인이다. 이것이 두 체계의 호환성이다.

임상에서 8체질론에 따라 진료하는 8체질의사는 약물을 운용할 때 이 호환성에 따른다. 8체질 각각에 적합한 약물 운용체계를 연구하려는 시도는 많이 있었다. 하지만 이런 연구는 어떤 개인의 노력으로 이루어낼 수 있는 성질의 것이 아니다. 시간과 인력과 돈이 많이 필요하다.

위의 호환성 중에서 과연 '금양체질과 금음체질을 모두 태양인으로 볼 것인가'가 양측이 첨예하게 대립하는 이슈이다. 8체질로 진료하는 클리닉에는 금양체질과 금음체질이 많이 온다. 나의 경우에 체질을 감별 받는 경우로 산정한 금체질의 비율이 25% 정도 된다. 물론 이 비율을 가지고 전체 인구 구성비로 확대하여 해석하는 것은 무리이기는 하다. 그래도 전체 감별 환자의 4분의 1이 아닌가.

그런데 동무 공은 태양인은 희소하다고 했다. 인구 1만 명 중에 열 명 이내라고 했다. 비율로 보면 0.1%이다. 그래서 이런 근거로 사상의학계 쪽에서는 8체질론이 틀렸다고 하고, 여기에 반론을 펴는 8체질의학 인사는 두 체계가 호환한다고 보는 인식 자체에 문제가 있다고 주장한다. 8체질론은 이제 독자적으로 성립해 있으므로 굳이 사상의학의 틀을 가져다가 비교할 필요가 없다는 뜻이다.

나는 '태양인은 희소하다'고 말한 동무 공의 개념이 틀렸다고 생각한다. 물론 금양체질과 금음체질이 태양인이라는 인식을 지지한다. 동무 공은 1894년에『동의수세보원』을 완성하고 1900년에 별세하기 전까지 자신의 원고를 계속 다듬고 고쳤다. 그런데 태음인편의 일부와 태양인편 전부는 전혀 다듬지 못했다. 이런 이유로 사상인 병증론에서 태음인편과 태양인편은 소양인편과 소음인편에 비해 내용이 불완전하거나 빈약하다. 태양인이 희소하다는 동무 공의 언급을 뒤집어보면, 결국 태양인에 대한 조사와 분석 자료가 부족했고 연구가 미흡했다는 고백이라고 이해할 수 있다.

사상인 약재와 처방의 반응을 보면 금양체질은 소양인 약에, 금음체질은 소음인 약에 거부감이 많지 않다. 단기간의 복용에서는 별 무리가 없는 경우가 많다. 그러니 그런 사람들은 소양인 약을 먹고 소양인으로, 또는 소음인 약을 먹고 소음인으로 판별 받고 그렇게 살아갈 것이다. 소양인과 소음인 속에 태양인이 많이 숨어 있다는 것이다. 사상의학계는 이점을 빨리 깨우쳐야 한다. 더 이상 태양인은 희소하다는 명제에 갇혀있어서는 안 된다.

금양체질과 금음체질은 태양인 약재와 처방에 거부반응이 거의 없다. 물론 태양인 약재와 처방은 더 탐구되고 개발되어야 한다. 진정 동무 공을 받드는 후학이라면 이런 작업을 해야만 한다. 창시자의 발언을 경전으로 취급한다면 그건 의학이 아니라 종교다. 고정된 생각과 개념을 깨지 않는다면 학문의 발전은 없다.

역사 인물 분석

　동무 이제마가 『동의수세보원』을 저술하기 전에, 초기적인 생각과 개념을 모은 『사상초본권』이 있다. 동무 공이 여기에 중국 역사 속 인물 30명을 나열하고 그들을 사상인으로 구분한 내용이 있다. 그런데 그 인물들은 동무 공이 직접 만나지 못한 사람들이다. 이 30명 중에는 대중에게 잘 알려진 경우도 있고 생소한 인물도 있다. 그리고 이 인물들이 활동한 시대와 영역이 다양하다. 이는 동무 공의 관심과 인식 수준이 매우 폭넓다는 것을 보여준다.

　그럼 어떻게 직접 만나지 못한 역사 속의 인물들을 자신이 창안한 사상인의 범주로 분류할 수 있었을까. 동무 공은 인물들이 남겨놓은 작품 속에서 그들의 사고방식이나 인식의 태도를 발견할 수 있었을 것이며, 인물들이 보여준 행적에서 드러나는 특징을 통해 추리하였을 것이다. 지극히 단편적인 정보로 순간적으로 파악할 수도 있고, 여러 정보를 모아서 궁리해보았을 수도 있다.

　그런데 동무 공은 그런 판단을 내리게 된 실제 내용에 대한 설명이 없이 누구는 무슨인이라는 방식으로 단순하게 나열하였다. 그러니 해당 인물에 대한 지식과 이해가 없는 사람이라면 이 내용이 아무런 의미가 없고 공감하기도 힘들다.

　동무 공은 한(漢)의 태조(太祖)인 유방(劉邦)을 태음인으로 보았다. 동무 공의 설명은 이것이 끝이다. 한나라가 건국되기 전에 유방과 천하를 다툰 인물은 초패왕(楚覇王) 항우(項羽)이다. 항우는 '힘은 산을 뽑아낼 만 하고 기세는 세상을 뒤덮을 정도[力拔山 氣蓋世]'라고 자신을 평가했다. 항우는 힘이 장사였고 무예에 능했으며 야망이 큰 인물이었다. 전쟁터에서 보여 준 기세로만 보면 천하는 그의 차지가 되는 것처럼 보였다. 하지만 천하통일의 대업은 지방 소읍의 말단 관리 출신인 유방의 몫이었다. 유방은 허풍이 센 사람이었지만 사람들을 너그럽게 품을 줄 아는 포용력이 있었다. 반면에 항우는 자신의 능력을 믿고 독선적이었으며 자비심이 부족했다. 항우는 아마도 금음체질이었던 것 같다.

유방이 태음인이라면 나는 그를 목양체질로 본다. 천하통일에 혁혁한 공을 세운 한신 장군은 한나라 건국 후에 초왕(楚王)을 거쳐 회음후(淮陰侯)에 봉해졌으나 여태후의 모함을 받고 죽는다. 한신은 자신의 운명을 예감했고 그의 죽음을 통해 토사구팽(免死狗烹)이 유명해졌다. 이 고사는 원래 춘추전국시대의 범려에게서 유래한 것이다. 유방은 전란 속에서는 오히려 너그러웠지만 건국 초기의 혼란을 돌파하려고 한신과 지녔던 의리를 깨버렸다. 만약 목음체질이라면 한신을 그렇게 죽이지는 못했을 것이다.

제갈량(諸葛亮)은 삼국지의 여러 영웅들 사이에서 가장 빛나는 인물이라고 나는 생각한다. 동무 공도 그렇게 생각했는지 삼국지에 등장하는 다른 인물들에 대한 언급은 없이 제갈량 만을 선택했다. 아마도 그 이유는 삼고초려(三顧草廬) 일화 때문일 것이다. 이 이야기에는 여기에 나오는 두 사람의 성품과 태도를 보여주는 중요한 정보가 담겨 있다. 물론 주인공은 유비(劉備) 현덕이 아니라 제갈량 공명(孔明)이다.

유비는 제갈량을 얻기 위해 그의 오두막으로 세 번 찾아 간다. 일단 유비에게는 끈기가 있다. 그가 절실하게 필요했기 때문이다. 그런데 제갈량은 가볍게 움직이는 사람이 아니다. 그리고 자신을 쉽게 드러내려 하지 않는다. 그러니 표출하려는 욕구는 없다고 보아야 한다. 이는 토성(土性)이 강하지 않다는 뜻이다. 그러므로 토양체질, 토음체질, 금양체질은 아니다. 동무 공은 제갈량을 소음인이라고 했다. 소음인은 수양체질과 수음체질이다.

제갈량은 세밀하고 철저하며 직관력을 지닌 사람이었다. 직관력은 금기(金氣)이다. 금기가 강한 소음인은 수양체질이다. 수양체질은 삶의 기본적인 태도가 의심이다. 제갈량은 유비의 의도와 진심을 선뜻 믿을 수가 없었던 것이다.

사마천(司馬遷)은 『사기(史記)』를 지은 위대한 역사가이다. 그는 한(漢) 무제(武帝) 때 흉노에게 항복한 이릉(李陵)을 변호하다가 남성이 잘리는 궁형(宮刑)을 당했다. 그는 이런 굴욕을 극복하고 『사기』를 완성했다. 역사가는 다양한 자료를 검토하고 비교하고 판단하고 정리해야만 한다. 엉덩이가 무거워야 하고 끈기가 반드시 필요하다. 또 상상력과 예민한 감수성도 필수다. 지나간 역사 속의 인물들을 현실감 있게 읽어내야 하기 때문이다.

이런 소양과 태도를 지녔을 사마천은 궁형을 당하는 바람에 결과적으로는 『사기』 집필 작업에 더 집중하고 몰두할 수 있었을 것이다. 그리고 그에게 내려진 형벌을 삶의 끝까지 잊을 수가 없었고, 그래서 타오르는 분노와 복수심을 역사 집필의 열정으로 승화시킨 거룩한 영혼의 소유자였다. 동무 공은 사마천을 태음인이라고 했다. 목양체질은 감수성과 어울리지 않으니 사마천은 목음체질이라고 나는 생각한다.

동무 공이 이렇게 좀 자상하게 써주셨다면 좋았을 뻔 했다.

8체질론은 아직 연륜이 부족하다

나는 2009년 11월에 『학습 8체질의학』을 냈다. 이 책은 8체질론과 관련한 최초의 전문서이다. 이런 종류의 책이 필요하다고 인식하고 10년 가까이 자료를 모았다. 그리고 8체질의학에 입문하려는 의학도들에게 길잡이의 역할을 할 수 있도록 엮었다. 그런데 각 체질의 생리적 특징을 정리하려고 보니 참 암담했다. 8체질의 생리적인 자료는 턱없이 부족했다. 아래와 같이 작은 표 하나를 겨우 채울 정도의 분량 밖에는 안 되었다.

체질	생리적 특징
Hepatonia 목양체질	과묵. 음치. 소리가 곱다. 따지기를 별로 좋아하지 않음. 말을 많이 하면 피로하다. 덕(德)이 있다. 본태성 고혈압이 정상이다.
Cholecystonia 목음체질	감성적이고 쉽게 마음이 상함. 손으로 던지고 발로 차는 운동에 능함. (골프. 공 던지기. 축구) 대개 팔다리가 길고 손발이 큼.
Pulmotonia 금양체질	비현실적이고 전면에 나서기를 좋아하지 않음. 창의력 있어서 새 기원을 이루는 일에 기질이 있음.
Colonotonia 금음체질	마라톤 선수. 육식을 많이 하면 아무 일도 아닌 일에 화를 잘 냄.
Pancreotonia 토양체질	빨리빨리가 특징. 급하다. 대식가이다. 부지런하고 활동적임. 호기심 많아 좋은 일은 다 하고 싶어 함. 일을 만들고 다니고 눈썰미가 빨라 미술가 많음. 센스가 뛰어나다.
Gastrotonia 토음체질	희귀한 체질. 10만 명에 한 명 꼴로 있다.
Renotonia 수양체질	세심하고 정확함. 의심이 많아 스스로 체험해야 믿음. 정리정돈에 능숙하고 갈무리를 잘 한다.
Vesicotonia 수음체질	소식(少食)한다.

8체질론의 시작은 8체질의학의 치료도구인 체질침이다. 시작이 그러하니 치료의 체계에 집중할 수밖에는 없고 자연스럽게 생리적인 자료의 축적이 부족했다. 또 거의 진료실 안에만 머물러 있는 권도원 선생 한 사람의 연구 성과에 기대다 보니 자료의 폭이 좁을 수밖에 없다. 그렇다고 병리 과정에 대한 설명이 충분한 것도 아니다.

체질	체질의 독점병	증상	원인	대책
Hep.	본태성고혈압			
	환각증	불쾌한 내용의 환청, 피해망상에 과대망상을 겸함.	본태성 고혈압을 떨어뜨리기 위한 채식과 생선을 먹고 육식을 멀리함	철저히 육식을 하고 온수욕을 습관화 한다
	포도당중독	쇼크와 혼수	포도당 혈관 주사	체질 특성 인지
Cho.	근제통	소화에 지장은 없으면서 배변을 자주 하고 항상 배꼽 주위가 아픔	대장이 짧고 무력한데, 평소 섭생의 부주의	육식을 주식으로 한다
	알콜중독			
Pul.	아토피성피부염	피부가 헐어서 코끼리 피부처럼 변함	어려서부터 과도한 육식	육식의 완전한 단절
	골수성백혈병			
	파킨슨병			
	치매			
	소뇌위축증			
Col.	진행성근위축증의 한 형(型)	우측 하지에서 시작하여 상향하는 병으로 감각도 있고 마비도 아니면서 근육위축과 무력으로 보행 불능	과도한 육식, 녹용 든 보약, 심한 폭노(爆怒) 끝에 시작	원인되는 세 가지를 완전히 제거한 후 체질치료 철저

체질	체질의 독점병	증상	원인	대책
Pan.	당뇨병		위열(胃熱)을 돋우는 음식이나 약물[인삼]	자극성 음식 금지 보리밥 매일 먹기
	건강한 불임증	결혼 후 3년 경과 불임(不姙)	선천적인 신장 약(弱)	비타민 E 상복(常服) 체질에 맞는 생활습관
	백납			
Gas.	페니실린 중독	10-20만 명 중 한 사람		WHO 사용금지령
Ren.	일사병	운동장에서 조회를 서다가 쓰러짐	겨드랑이에서 땀이 남	땀이 나지 않도록 주의
	상습 변비	3,5,7일 만에 통변	수양체질의 정상 상태	이틀에 한번 좋다
Ves.	위하수증	위가 배꼽 밑까지 처짐	과식함	소식. 식후 휴식. 보리.돼지고기 금지 수영 권장
	임파구성백혈병			

이 정도가 전부였다.

사상의학 쪽은 동무 공의 『동의수세보원』이 1901년에 세상에 나온 이후에 많은 연구자들에 의해 다양한 방법론을 통하여 연구가 이루어져 왔다. 한의과대학에 전공 교실이 있고 대학원에 학위과정도 있다. 그리고 병원 수련을 통해서 전공의도 배출한다. 특히 한의사면허를 따기 위해 치르는 한의사국가시험 과목에 사상의학이 들어가 있다.

8체질론과 8체질의학은 한의과대학 교과과정을 통해 배울 기회가 없다. 일부 대학에서 임상특강 형식으로 강의를 진행한 적이 있지만 정규적인 과정에 들어 있는 것은 아니다. 또 대학원에 들어가서 8체질의학을 전공하는 것도 어렵다. 그래서 학술적인 자료의 축적이 지지부진하다. 그나마

8체질 임상의들이 개인적인 경험을 통해 남겨놓은 자료들이 있을 뿐이다.

전국 열두 개 한의과대학 중 단 한 곳이라도 정규 교과과정에 8체질론을 넣어준다면 좋겠다. 단 1학점, 한 학기라도 말이다. 사상의학도 처음에는 이렇게 기득권층의 벽을 넘었다.

창의와 은둔

세상을 바꾸고 진보시키는
금양체질(金陽體質)
PULMOTONIA

세상을 바꾸고 진보시키는 금양체질은 창의(創意)를 가졌다. 창의란 새로운 생각이다. 그 이전이나 같은 시대의 어느 누구도 떠올리지 못한 새로운 생각에 의해 구성되고 만들어진 규칙이나 방법, 재료나 물건이 세상을 바꾸고 세상은 다른 환경으로 변화한다.

전구를 비롯하여 수많은 발명품을 만들고 GE를 창업한 토머스 에디슨, 아이폰을 세상에 내놓은 스티브 잡스, 사상의학이라는 새로운 체질의학 체계를 탄생시킨 동무 이제마는 모두 금양체질이다.

금양체질이 가진 창의성은 세상과 교섭하지 않고 홀로 은둔할 때 더 잘 발휘된다.

금양체질의 비현실과 목양체질의 현실

8체질론의 창시자 권도원 선생은 1996년 3월에 나온 『빛과 소금』 132호에서 체질과 직업의 관계에 대해 쓰면서 "금양체질은 비현실적이고 비노출적이고 비사교적이다"라고 했다. 금양체질이 비현실적이라면 목양체질은 금양체질과 정반대이니 목양체질은 현실적이라는 뜻이다. 그런데 어떤 의미로 비현실적이고 현실적인지 잘 이해가 안 된다.

금양체질이 가진 비현실적 특징을 알려면 금양체질이 지닌 창의성과 연결해야 한다. 창의란 새로운 생각이다. 지구의 밤을 밝히는 전구는 누가 발명했나. GE의 창립자 에디슨이다. 그는 수많은 발명품으로 인류를 새로운 세계로 이끌었다. 근래에는 한국의 TV광고에 등장해서 하루에 네 시간만 자도 충분하다고 역설하고 있다.

자 에디슨 선생이 전구를 발명하기 전으로 돌아가 보자. 그 시대에 전구를 만들려는 에디슨의 생각이 현실적인가 비현실적인가. 물론 현실과 전혀 어울리지 않는 생각이다. 그것이 바로 창의, 즉 새로운 생각이다. 인류의 역사는 역사 속의 수많은 금양체질들이 떠올린 새로운 생각에 의해 변화되고 발전되어 왔다. 그러나 정작 그 당시의 많은 사람들은 그들의 생각이 비현실적이라고 무시했을 것이다.

만약 당신의 자녀가 아주 엉뚱한 생각을 품고 있다면 머리에 알밤을 먹일 일이 아니다. 그가 미래의 인류를 변화시킬 기발한 꿈을 품고 있을지도 모르니 따뜻하게 보듬어 줄 일이다. 사족을 단다면 목양체질에게는 그런 생각 자체가 없다. 그러니 목양체질은 예술가가 될 재능도 별로 없다고 보아야 한다.

서태지는 신비주의자인가

대중의 관심과 사랑을 먹고 사는 대중예술인이면서도 대중 앞에 쉽게 자신을 드러내지 않는 연예인들이 있다. 사람들은 그들이 가지고 있는 그런 태도를 신비주의라고 한다. 그렇다면 신비주의 연예인들은 고의로 그런 태도를 갖게 된 것일까. 그것이 그들의 전략일까.

대표적인 사람으로 한 때 문화 대통령이라 불렸던 서태지가 있다. 서태지는 음악을 만드는 사람이다. 즉 새로운 생각과 새로운 소리, 새로운 리듬을 품어야 하는 사람이다.

금양체질이 지닌 창의성은 자신을 현실과 최대한 떨어뜨려서 노출시키지 않고 은둔할 때 잘 발휘된다. 밖으로 다른 사람들 만나러 돌아다니는 것은 그들의 창의성에 절대 이롭지 않다. 또한 금양체질은 보통 낯가림이 있으므로 일부러 그렇게 하지도 못한다.

서태지가 금양체질이라면 그가 보여주고 있는 태도는 그의 체질에 지극히 자연스러운 것이다. 대중은 그가 궁금하겠지만 그가 자신의 골방에 은둔하고 자기의 세계 속으로 침잠하면 할수록 더 훌륭한 생각과 곡들을 만들어낼 것이다.

가왕(歌王)으로 불리는 조용필, 여자 조용필이라 불리는 이선희도 대중에게 노출되는 것을 별로 좋아하지 않는 것 같다.

검과 헤어핀

라켓을 들고 하는 운동 경기는 상대방과 직접 몸을 부딪치지 않는다.

대표적인 운동은 테니스 탁구 배드민턴이 있다. 운동 경기를 잘 하려면 기본적으로 힘[체력]이 중요하다. 테니스는 주력(走力)과 지구력 체력이 중요한 거 같고, 탁구와 배드민턴은 민첩성과 순발력 섬세함이 필요한 것 같다.

권도원 선생은『빛과 소금』109호에 실은 칼럼에서 88올림픽에서 활약하며 여자탁구 복식에서 현정화 선수와 함께 금메달을 땄던 양영자 선수에 대해서 썼다. 이 칼럼의 주제는 금(金)의 해로움에 관한 것이다. 결과적으로 금양체질인 양영자 선수는 금니를 뺀 후에 올림픽에서 금메달을 땄다. 금메달을 1년 내내 목에 걸고 지내지는 않을 것이고 순금도 아니니 그 메달은 그의 입안에 있던 금니보다는 괜찮을 것이다.

양영자 선수 뿐 아니라 탁구 선수 중에 금양체질이 많이 보인다. 현정화와 유승민. 그런데 나는 배드민턴이 금양체질에게 더 적합한 운동이 아닐까 생각해 보았다. 배드민턴 라켓은 검(劍)의 변형이라고 본다. 그래서 검의 강인함과 섬세함 우아함을 함께 떠올렸다. 강동원, 하지원, 안성기가 나왔던 이명세 감독의 영화처럼.

대표적인 선수라면 남자 선수로는 박주봉이다. 물론 이분은 이제 현역 선수는 아니다. 여자 선수로는 인도네시아의 배드민턴 영웅 수시 수산티가 생각난다. 92년 바르셀로나 올림픽에서 여자 단식 금메달을 땄다. 별명이 셔틀콕의 여우다.

배드민턴 선수가 헤어핀 기술을 하는 장면을 상상해 보라. 그때 경기장에서 선수의 라켓에 얹혔다가 살짝 퉁겨져 네트를 아슬아슬하게 넘어 상대 코트 앞에 거의 수직으로 떨어지는 셔틀콕의 궤적은 보는 이의 눈을 황홀하게 한다. 이것은 힘을 있는 대로 뺀 다음 상대의 허를 찌르는 강력한 공격이다. 힘을 쓰고 힘을 주기보다는 자신의 힘을 절제할 줄 아는 섬세한 사람만이 구사할 수 있는 기술이다.

나는 이것이 건강한 금양체질의 미덕이라고 생각한다. 금음체질은 과감해서 이러기가 어렵다.

이소룡과 절권도(截拳道)

고등학교에 다닐 때 이소룡과 클린트 이스트우드에 열광하던 친구가 있었다. 그 친구 덕분에 이소룡에 관한 지식이 좀 생겼다. 하지만 당시에는 이소룡이 한 시대를 풍미한 액션 영화배우라는 정도의 인식만 있었다. 그가 창시했다는 무술 절권도도 친구가 가지고 있던 책을 통해 알고 있었지만 무술에는 별 관심이 없었다.

이소룡은 1973년 7월 30일에, 홍콩에 있던 대만 출신 여배우 베티 팅페이의 아파트에서 잠들었다가 영영 깨어나지 않았다. 그는 이날, 사망유희에 출연할 예정이던 팅과 각본을 검토하고 있었다. 5월에 스튜디오에서 쓰러졌을 때 의사로부터 뇌부종이라고 진단을 받았다. 이날도 두통을 호소해서 팅이 가지고 있던 Equagesic이란 약을 먹은 후에 잠들었던 것이다. 이 약은 아스피린과 근이완제가 포함되어 있는 진통제라고 한다.

나는 브루스 토마스가 지은 이소룡 평전인 『이소룡, 세계와 겨룬 영혼의 승부사』를 읽다가 인상적인 문장을 발견했다. "숭배집단은 통찰을 주지 못한다" 그리고 이런 말도 했다. "어느 하나에 정통하다는 것은 더 많은 지식을 안다고 해서 되는 것이 아니고 불필요한 것들을 제거함으로써 가능하다." 이것은 애플의 디자이너 조너선 아이브가 가진 디자인 철학인

단순하고 쉽게와 통하는 것 같다. "뺄 수 있는 모든 것을 생략해서 더 이상 뺄 것이 없는 상태" 말이다.

이소룡은 그런 태도로 단순하면서도 강력한 자신의 무술을 만들었다. 나는 이소룡이 금양체질이라고 생각한다. 새로운 무술을 창시해서가 아니라 그가 보여주었던 삶의 태도로부터 끌어낸 결론이다.

8체질론에서는 금양체질 섭생표에 해로운 약으로 제시되는 것들이 있다. 그 중에 아스피린이 있다. 아스피린은 제약 산업의 원조 격인 약이다. 그러니 그동안 부작용에 관한 보고서도 많이 쌓여 있을 것이다. 그리고 부작용을 줄이는 변형 약물도 많이 개발되어 있다. 이소룡은 이 세상에 없다. 결과론이긴 하지만 그의 최후에 아스피린이 등장한다는 사실이 나는 참 찜찜하다.

스티브 잡스 전기

2011년 생일에 아내가 그 해에 나온 스티브 잡스의 전기를 선물했다. 그동안 아내가 내게 주었던 생일 선물 중에서 가장 마음에 든 선물이다. 선물이란 상대방에게 자신의 정성과 함께 안목을 덧붙여 전달하는 것이 아닌가.

스티브 잡스는 주위 사람들에게 결코 자상하거나 친절한 사람이 아니었다고 한다. 잡스는 생전에 이 책의 작가인 월터 아이작슨에게, 취재한 것 중에서 자신에게 불리한 증언이 있더라도 빼지 말고 책에 실어달라고 당부했다고 한다. 한 시대를 움직인 위대한 사람은 역시 다르다고 생각했다.

전기를 읽으면서 내가 집중한 것은 그의 체질이었다. 그는 무슨 체질일까. 그는 이제 세상에 없으므로 내가 그를 맥진할 기회는 상상 속에서라도 없다. 그래서 체질과 관련한 정보를 찾기 위해 세밀하게 살폈다. 이 책은 상당히 두껍다. 그의 부인 로렌 파월이 결정적인 정보를 주었다.

"그는 다른 사람의 입장이 되어 본다거나 하는 사회적 배려는 없어요. 그 대신 인류에게 권능을 부여하는 일이나 인류의 진보, 인간의 손에 훌륭한 도구를 들려주는 일에 깊이 관심을 쏟죠." 그의 주된 관심사는 인류의 진보였다는 것이다. 그리고 그는 이렇게 말했다고 한다. "아직 적히지 않은 것을 읽어내는 것이 우리의 일이다."

스티브 잡스를 표현하는 단어는 독선, 창의, 직관, 직설, 무례, 왜곡, 변덕, 고집, 아이 같은 능력, 자신만의 세계, 채식, 이런 것들이 있었다.

내가 내린 결론은 스티브 잡스는 금양체질이다. 그는 죽음을 앞두고 대체의학에 몰두했다. 주류 의학체계가 자신을 살릴 수 없다는 것을 알았기 때문이다. 하지만 자신의 몸에 필요한 것이 진정 무엇인지 알지는 못했다.

체질맥진을 오래 수련한 사람도 금양체질과 금음체질을 맥진으로 감별하는 일은 쉽지 않다. 그래서 두 체질을 구분할 수 있는 개념을 확실히 정립하는 것이 중요하다. 나는 내 수업을 듣는 분들에게, 금양체질과 금음체질을 구분하고 금양체질에 대한 개념을 잡는 데 스티브 잡스 전기가 아주 훌륭한 텍스트라고 권한다.

금니를 빼다

2008년 12월에 만났던 30세 여성이다.

아랫배에 가스가 자주 차고, 잠이 불규칙하고, 배꼽 부위에서 열이 솟구쳐서 온몸을 돌아다닌다는 것이다. 또, 속이 메슥거리고, 월경할 때 통증이 심하고, 허리도 아프고, 입술이 말라서 벗겨지고, 온몸의 피부도 건조해서 비듬이 떨어지듯이 각질이 하얗게 떨어진다.

부친이 유명한 애니메이션 감독인데 아버지의 사무실에서 일하다가 내원 무렵에는 외출을 하지 못하고 집에 박혀 있는 형편이라고 했다. 외출을 하려면 늘 대변을 보고 싶은 생각이 생겨서 외출하기가 두렵다는 것이다. 그런데 상담을 하다가 보니 1년 전에 금니를 한 후에, 갑자기 식욕이 항진되면서 그 이전에는 싫어하던 음식들을 많이 먹게 되었다고 한다.

체질침 치료를 받으면서 잠이 좋아지고 가스 차고 열 오르는 증상도 좋아졌다. 치료를 시작한 후 일곱 번째 만나던 날에 갑자기 금니를 빼겠다는 것이다. 이 여성은 금양체질이다. 여덟 체질 중에서 금니가 가장 해로운 체질이다.

어머니가 먼저 한의원에 와서 치료를 받으면서 좋아졌다. 그래서 8체질론에 대한 믿음이 생겼고 집에 박혀 있는 딸을 억지로 데리고 온 거였다. 딸은 총명한 사람이라 내가 금양체질이라고 일러주기도 전에 자료를 찾아서 금니가 자신에게 해롭다는 것을 이미 알고 있었다.

마침 한의원 위 8층에 치과가 있었다. 금니를 빼야겠다고 결정하고 이틀 후에 금니를 빼고 왔다. 금 대신에 합금으로 했다면서 합금의 구성 성분을 적어 와서 내게 보여주었다. 이후에 컨디션이 훨씬 좋아졌다.

나는 이 여성의 호소 중에서 '배꼽 부위에서 열이 솟구쳐서 온몸을 돌아다닌다'고 말한 대목이 기억에 늘 남아 있다. 뱀이 똬리를 틀듯이 배꼽 부위에서 열이 뭉쳤다가 온 몸을 헤집고 돌아다닌다고 했다. 만약 내과의사가 이런 호소를 들었다면 분명히 신경정신과로 보냈을 것이다. 실지로

의사에게서 그런 소리를 들었고 신경정신과에 가서 상담을 받기도 했다.

아래에 소개하는 표는 이 여성이 증세가 좋아진 다음 자신의 변화에 대해 내게 정리해서 준 것이다. 금니 전후의 변화이다.

금니 하기 전	금니 한 후
배변장애는 없고 소화불량이 심했음	소화불량이 사라지고 배변장애가 생김
스트레스 받으면 열이 남	만성적으로 열이 나는 상태
소화불량 때문인지 말랐음	아무리 많이 먹어도 전부 소화됨
	체취가 강해지기 시작
	몸안에 있는 모든 것이 몸밖으로 발산되려는 느낌
더위 안타고 추위를 엄청나게 탐	더위는 더 안타고 춥지도 않음

이것은 이 여성이 먹은 음식의 반응을 정리한 것이다.

먹고 안 좋은 것	먹고 편한 것
기름기 – 속이 안 좋아짐 돼지고기 – 보기만 해도 역겨움 (햄처럼 가공한 것은 약간 먹음) 소고기, 닭 – 조금 먹음 계란 – 많이 먹으면 부담스러움 사과, 포도 – 속이 쓰려서 못 먹음 오징어 – 먹으면 체함 사탕, 고구마 – 너무 달아서 싫다. 인삼 – 먹고 열이 생김 밀가루 – 좋아하지만 소화가 잘 안 됨 우유, 치즈 – 좋아해서 많이 먹는데, 먹고 나면 체취가 강해짐 녹차, 커피 – 속 쓰리고 심장이 쾅쾅 뜀 일부 음료수 – 화학물질 맛이 남	딸기차, 양배추즙, 메밀국수, 밥종류, 감자, 삼치, 임연수어, 고등어, 참치, 기타 생선류(조기나 갈치는 원래 싫어함), 기름기 없는 생선회, 상추, 쌀국수, 파인애플, 홍시, 익은 키위, 바나나

한약 1봉의 위력

48세의 여성이다. 2011년 9월 20일에 내원하였는데, 가슴이 답답하고 상체를 숙이면 가슴에서 무엇인가 아래로 쏟아져 내릴 것 같다고 호소하였다. 내원 전에 며칠간 설사를 하였다고 했다. 얼굴빛은 검고 윤기가 없고 표정이 어둡다. 그래서 좀 더 깊은 것을 캐물어보니, 아들이 결혼을 했는데 지난달에 결혼 8개월 만에 며느리가 짐을 싸가지고 나갔다는 것이다. 배를 만져보았더니 명치 밑에 통증이 심했다.

목양체질로 감별해서 9월 27일까지 체질침으로 일곱 번을 치료해서 증상이 많이 좋아졌고, 주위에서 얼굴이 밝아졌다는 소리를 들었다고 했다. 그래서 한약을 좀 드시라고 권했다.

9월 29일에 내원하였는데 표정이 밝지 않다. 28일 점심 때 약을 처음 먹었는데, 곧바로 손등과 발등에 발진이 생기면서 온몸이 가렵기 시작했다는 것이다. 또 대변이 계속 풀어져서 나온다고 했다. 환자 분은 피부에 연고를 바르면서 약을 계속 복용하였다. 손등과 발등에 좁쌀만한 발진이 붉게 퍼져 있었다. 내게 올 때까지 여섯 봉을 복용한 상태였다.

분명히 약진(藥疹)이었다. 약 복용을 중지시키고 금양체질로 치료했다. 29일부터 10월 4일까지 네 번 치료하여 약진과 불편한 증상은 사라졌다. 체질에 맞지 않은 한약의 부작용이 이렇게 예민하게 나타난 분은 처음이었다.

금양체질과 목양체질은 정반대의 체질이다. 그런데 두 체질을 체질침으로 치료할 때 사용하는 혈자리는 똑같다. 다만 침을 시술하는 방식이 정반대다. 그래서 정반대의 체질이라도 일정한 기간 동안 치료효과를 나타내는 경우가 있다. 이 분이 그런 케이스였다. 그래서 체질을 잘못 감별했을 거란 생각을 하지 못했다.

체질 한약은 다른 체질 사이에 분명한 구분이 있다. 정반대의 체질이라면 이 체질에도 쓰고 저 체질에도 쓸 수 있는 약은 없다.

자과벽(自誇癖)

박근혜정부의 국사편찬위원장은 유영익 선생이다. 한국근대사가 전공인 유영익 선생은 대한민국의 초대 대통령인 이승만 연구의 권위자다. 그가 2002년에 펴낸 『젊은 날의 이승만』에서 이승만의 특징을 말했는데 흥미로운 항목이 있었다. 바로 자과벽(自誇癖)이다. 한자를 그대로 풀면 스스로 자랑하는 버릇이다. 자기의 장점을 내세우기를 좋아한다는 것이다.

자기가 똑똑하고 뛰어나다면 좀 자랑을 해도 문제될 것은 없다. 그런데 벽(癖) 자가 들어가면 보통은 좋지 않은 의미다. 여기에는 자기의 자랑을 통해서 다른 사람을 무시한다는 의미가 들어 있다. 자만과 통한다. 자과벽을 가진 사람은 부가적으로 이런 태도를 보여준다. 일이 잘되면 자기가 잘 나서 잘되는 것이고, 일이 안되면 모두 남이 잘못해서 생긴 결과라고 생각하는 것이다. 자신이 잘못한 것은 인정하지 않으면서 남에게 책임을 돌린다. 이런 사람은 상대방에 대한 칭찬에 아주 인색하다.

유영익 선생은 위 책의 서문에 이 책의 내용과는 그다지 어울리지 않을 것 같은 인물을 소개했다. 바로 8체질론을 만든 권도원 선생이다. 책을 쓰던 무렵에 몸과 마음이 편치 않았는데 권도원 선생의 도움으로 몸을 추스릴 수 있었다며 고마움을 표시했다.

권도원 선생은 청년시절에 대한독립촉성국민회 옥구군 위원장을 맡았던 적이 있다. 이 단체는 대한민국 정부 수립 시기에 이승만을 지지하던 정치 단체이다. 권도원 선생은 이후에도 이승만을 인생의 롤모델로 생각했던 것 같다. 미국유학을 꿈꾸기도 했고, 국제적인 인물이 되기 위해 노력하고 도전했다. 권도원 선생은 금양체질이다. 그리고 그에게도 자과벽이 있다. 자신이 존경했던 인물과 묘하게 닮았다.

그러니 이승만 전 대통령도 금양체질이라고 짐작할 수 있다. 같은 체질끼리는 이해가 쉽다. 이해되지 않는 인물을 존경하기는 어렵다. 유영익 선생은 이승만이라는 공통점을 통해서 권도원 선생과 더 쉽게 가까워졌을 것이다. 그리고 권도원 선생의 학문과 철학을 학계에 소개하고 전파하는 데 크게 힘을 썼다.

탈피(脫皮)

의학교육연수원이 1987년에 펴낸 『가정의학』에서는 틱 장애(Tic disorder)를 '대부분 일시적'이라며 비교적 가볍게 썼다.

틱이란 뚜렷한 목적 없이 어떤 근육군이 갑작스럽게 연속적으로 움직이는 것을 말하는데, 흔히 눈을 깜빡거리거나, 안면근육의 수축, 머리를 흔들거나 하는 증상으로 나타나며, 여러 가지 증상들이 한꺼번에 나타날 수도 있고, 증상이 바뀌어 나타날 수도 있다. 보통 7~9세에 가장 흔하며 대부분은 일시적이나, 만성화될 수도 있다. 원인은 내적 또는 외적인 스트레스와 관련된 경우가 많다.

경희대학교 한의과대학에서 한방신경정신과를 맡았던 황의완 교수는

1985년에 쓴 『심신증』에서 '재발하기 쉽고 치료가 어렵다'고 좀 무겁게 썼다.

남아에게 많고 학동기에 증가한다. 틱을 가진 어린이는 신경과민의 경향이 있고, 부모는 간섭이 심하고, 엄격할 때가 많다. 그리하여 예의범절이나 공부 등에 지나치게 관여하므로 긴장과 갈등이 자주 일어나게 된다. 이 병은 의지적인 힘으로 어느 정도는 참을 수 있다. 하지만 참고 있는 동안에 긴장은 높아져서 불안이 더해진다. 일단 치료되어도 재발하기 쉬우며 치료가 어려운 병이다. 부모가 아이를 대하는 태도를 바꾸는 것이 중요하다.

남이 고친 환자는 대부분 일시적이었던 증상이었고, 내가 고쳐준 환자는 재발하기 쉽고 치료가 어려운 경우였다고 말하고 싶은 것인지 모르겠다. 한의사 면허를 가진 지 25년이 넘었는데 중학교 1학년인 도○○ 군을 만나기 전엔, 창피스럽게도 '틱 장애'를 목표로 제대로 치료했던 환자는 거의 없었다. 'Vocal Tic'의 일종으로 '아주 가까운 친지에게 아무런 이유 없이 욕을 뱉는 상황을 스스로 통제하지 못하는', 한국교원대학교에 다니던 청년을 상당 부분 호전시킨 적은 있었으나 확실하게 마무리하지는 못했었다.

'상생을 위한 놀이'를 모토로 뭉친 한발두발놀이터협동조합의 맴버 한 분이 우리 한의원을 소개하여, 2013년 6월 8일에 도○○ 군을 처음 만났다. 이 아이는 내 방에 들어왔을 때, 비염 환자가 콧물이 코에서 목으로 흐르는 증상 때문에 기침을 뱉어내는 것처럼 연신 컥컥거렸다. 그러면서 간혹 얼굴근육을 실룩거리고 목과 어깨를 묘하게 비틀었다. 그래서 틱인 것을 알고 함께 온 어머니에게도 '댁의 아드님이 틱이군요' 하였다. 하지만 결과적으로 나는 초진에서 이 아이의 병에 어떻게 접근해야 하는지 개념이 없었다. 아이가 보여주는 주된 증상은 헛기침과 같은 컥컥거림, 얼굴을 실룩거리거나 찡그림, 목을 비틂, 어깨와 팔을 긴장시키면서 비틂, 이렇게 네 가지였다.

초진에서 아이를 금양체질로 감별하고 치료를 시작했는데, 치료를 지속할수록 증상의 양태가 점점 심해졌다. 자신의 증상이 심해지고 있었지만 정작 아이 자신은 이것이 질병이라고 인식하지 않았다. 자신이 일으키고 있는 이상행동으로 인해 주변 사람들을 불편하게 하고 피해를 주고 있다는 자각이 거의 없었다. 마치 '나는 아무렇지도 않은데 왜들 그러는지 모르겠다'는 태도였다. 그래서 자신이 왜 한의원이란 곳에 와서 침 치료, 식이요법, 한약 복용, 상담 치료 등의 절차를 따라야 하는지 긍정하지 못하고 있는 듯 했다. 아이의 어머니는 담임선생님의 호출을 받고 학교에 갔고, 여러 교과 선생님들과 급우들의 염려와 호소를 전해 들었다. 그리고 병원에 데려가 치료받도록 하라는 권고를 들었던 것이다.

6월 28일부터는 자율신경 치료를 해야겠다고 생각했다. 이때 자율신경 치료는 신경 안정이 목적이다. 7월 3일에 와서, 계속 더 심해져서 학교에서 급우들이 불편해 한다고 담임선생님이 또 전화를 했다는 것이다. 13일까지 체질침으로 아홉 번 치료했지만 나아지는 기미가 전혀 없었다.

2013년의 전반기에 공황장애를 포함한 불안장애 환자들을 비교적 많이 만났다. 지금 돌이켜보니 나는 이 아이와 비슷한 나이였을 때 한동안 손톱 주위를 물어뜯는 버릇이 있었다. 아마도 2년 정도는 지속했던 것 같다. 그 시기는 내가 꽤 오래 살았던 고장을 떠나 낯선 곳으로 전학을 가서 적응하던 시기였다. 오래 사귄 친구도 없고, 아버지는 내가 다니던 중학교에 근무하고 있었다. 선생 아들이라고 동급생들로부터 주목 받고, 거기에다가 선생님들로부터도 호감과 과잉관심을 모두 받던, 학교에서의 모든 생활이 참으로 부담스럽던 시기였다. 이미 지나온 결과를 가지고 하는 추리이긴 하지만, 그런 부담감이 손톱을 물어뜯는 행동으로 표출되었는지도 모른다. 그래서 이 아이가 보여주는 틱도 이제 막 사춘기에 진입한 아이의 다양한 심리적, 환경적 불안감의 표현일지도 모른다고 생각했다.

7월 17일부터 치료를 종료한 9월 7일까지, 열네 번 치료하는 동안은 불안장애 환자들에게 적용했던 것과 같은 침처방을 썼다. 7월 26일 열세 번째 만난 날, 꿈이 무어냐고 물었더니 어머니가 옆에서 건축가라고 일러주었다. 그런데 아이는 대뜸 '태권도 4품까지 따는 거'라는 것이다. 무슨 뜻인지 몰라 '도장에 다니냐'고 했더니 지금 3품이란다. 그리고 보니 호리호리한 몸매에 금양체질이니 꽤 잘할 것 같은 짐작이 들었다. 그런데 왜 4품까지만 따야 하느냐고 했더니, 나중에 커서 정 할 것이 없으면 태권도장 관장을 하려고 그런다는 것이다. 4단이 되어야 태권도장을 차릴 수 있다고 한다.

8월 9일에 왔을 때 아이가 의식적으로 참으려고 한 것인지, 치료를 받는 동안 틱 증상이 전혀 없었다. 그리고 아이의 상태가 눈에 띄게 호전되던 8월 하순 어느 날, 퇴근길에 문득 '탈피(脫皮)'라는 단어가 머리에 떠올랐다. 여름철이니 길을 지나다 나무에서 간혹 매미의 껍질인 선퇴(蟬退)를 보곤 해서인지도 모르겠다. 이 아이가 어느 순간 탈피하듯이 틱을 벗어버리게 될 거라는 생각이 들었다. 아이를 따라 온 어머니에게 내 생각을 전했다. 그랬더니 근래에는 담임선생님에게서 전화가 오지 않았다는 것이다.

9월 7일에 와서 상당히 오랜 시간을 대기실에서 기다렸는데 그 아이가 왔다는 신호가 전혀 들리지 않았다. 그리고 마침, 내가 하는 치료에 별로 호의적이지 않은 것처럼 느껴졌던 아버지랑 같이 온 것이다. 좀 더 지켜보면서 상담을 더 해주어야겠다고 작정하기도 했었지만, 어머니보다는 아버지를 향해서 치료종료 통보를 하고 싶다는 욕구가 불쑥 솟았다. 침 치료를 끝내고 아버지를 들어오라고 해서 치료를 종료하겠다고 말했다.

이 아이를 치료한 체질침 처방으로 올해에 치료한 불안장애 환자가 여섯 명이다. 그렇다면 틱 장애도 불안장애의 범주에 넣어서 살펴볼 필요가 있을 것 같다.

커피 천국에서 살기

고교 시절부터 친한 친구가 있다. 1학년 때와 3학년 때 같은 반이었다. 이 친구는 학교에 올 때 꼭 가방에 넣어 오는 특별한 물건이 있었다. 두루마리 화장지다. 하루 종일 수도꼭지를 틀어놓은 것처럼 콧물이 줄줄 흐르기 때문이다. 작은 휴대용 화장지로는 어림도 없다. 지금 생각해보면 이 친구가 가진 증상은 러니 노즈(runny nose)라는 알러지성 비염이다. 8체질 중에서 목양체질에게 잘 발생한다. 물론 이 친구는 이후에 내가 목양체질로 감별했다.

목양체질은 폐가 약한 체질인데, 담배에 일찍 맛을 들인 것이 이 친구에게 아주 나쁜 영향을 끼쳤을 거라고 짐작한다. 고교 시절에 이미 거의 골초 수준이었는데 서울의 관악구에 있는 대학교에 갔고 대학원도 졸업했다. 그리고 잘 다니던 직장을 그만 두고 오랜 도전 끝에 변리사 시험에 합격했다. 강남에 사무실을 열었다고 해서 갔었다.

동료 변리사 한 분과 인사를 나누었는데 예민한 증상을 가지고 있었다. 이 분은 금양체질이다. 평소에 커피를 전혀 마시지 않는다고 한다. 처음 커피를 마셔보려고 시도했을 때, 커피가 입과 식도를 거쳐서 위에 도달하는 느낌이 들면 어김없이 구역질이 난다는 것이다. 많은 양을 마시면 모두 다 토해내야 한단다.

보통 커피는 금양체질 금음체질 수양체질 수음체질에게 해롭다. 그리고 토음체질도 일부 예민한 사람이 있다.

커피가 몸에 맞지 않는 사람들은 가슴이 떨림, 심장이 두근거림, 긴장감이 생김, 잠을 못 이룸, 속쓰림, 설사, 구역질, 구토 등의 증상을 호소한다. 커피에 들어 있는 카페인이 약물처럼 작용하기 때문에 체질에 맞지 않는 음식물이 나타내는 부작용보다 더 예민하게 나타날 수 있다.

대한민국은 지금 커피점 천국이라고 부를 만하다. 만약 커피가 해로운 체질의 분포가 많았더라면 이렇게나 빠르게 커피가 전 국민이 즐기는 음료가 되지는 못했을 것이다.

금양체질의 특징

체형	머리가 크다. 흉곽이 넓다. 목덜미와 어깨부분이 발달했다. 건강하면 피부가 아주 매끄럽고 부드럽다.

감정 성품 성향 태도	섬세하다. 낯을 가린다. 은둔 성향이다. 사교적이지 않다. 비현실적이다. 순수하다. 직설적이다. 자기만의 세계를 추구한다. 타인에게 굴복 당하려 하지 않는다.	독선적이다. 남에게 책임을 돌리는 경향이 있다. 상대방 칭찬을 잘 안 한다. 자과벽이 있다. 오만하다. 무례하다. 현실을 왜곡시킨다. 고집불통이다. 좋지 않은 것[不好]에 예민하다.

기호 취미	명상이나 기수련 같은 것에 관심이 많다. 채식을 즐긴다.

신체 질병	알러지성 질환이 많다. [천식, 비염, 피부염] 저혈압 상태인 것이 좋다. 낮은 베개가 이롭다. 척추가 약하다. 밀가루 음식에 예민하다. 커피에 예민하다.

재능	창의적이다. 통찰력이 있다. 직관력이 있다. 청각이 발달했다. 어학에 재능이 있다. 음감이 뛰어나다.	운동 음악 과학	탁구, 배드민턴, 수영, 펜싱 작곡가, 성악가, 가수 물리학, 수학, 발명가

위험 질환	금니[金齒]가 몸에 해롭다. 약물 부작용이 잘 일어난다. 아토피성 피부염 골수성 백혈병 재생불량성 빈혈

8체질의학은

8체질의학은 절제와 금지의 의학이다. 8체질의학은 삶의 조건에서 특별히 음식에 집중한다. 이것은 8체질의학을 다른 의학 유파와 구분하는 뚜렷한 특징 중의 하나이다. 먹는 것에 대한 탐닉이 심한 한국사회에서 먹을 것을 권장하기보다 우선적으로 금지시키는 데 치중하는 8체질의학은 그 방면으로 독보적이다. 하지만 이것이 환자들에게 오히려 큰 부담이 되고, 치료를 지속하지 못하게 하는 요인으로 작용하기도 한다. 그렇다고 치료자는 식이지도를 포기해서는 안 된다. 체질식이는 모든 체질치료의 기본이기 때문이다.

나는 2013년 겨울의 초입에 아토피성 피부염으로 고생하던 초등학생 강OO 군에게 이렇게 말했다. '스무 살이 넘어 어른이 되었을 때도 아토피성 피부염을 가지고 있다면 그것은 평생을 이 병의 고통 속에서 살아야 한다는 뜻이다. 아토피성 피부염은 원래 고치기 어려운 병인데, 특히 성인이 된 후에도 남아 있는 아토피는 만성화되고 고질이 된 것이기 때문에 아주 어려운 병이 된다. 그러니 오늘 나를 만났고, 또 피부를 드러내지 않는 겨울철이니 이번 겨울방학을 통해서 열심히 치료해 보자. 내가 꼭 고쳐주겠다.'

금양체질은 근본적으로 수줍음이 많고 노출되는 것을 꺼리며 고집이 세고 자존심이 강하다. 그래서 자신의 인식 속으로 새로운 체계를 들여놓기가 힘들다. 자신의 인식체계 밖에 있는 것들에 대한 문턱이 높다는 뜻이다. 하지만 일단 그 체계를 수용하겠다고 마음만 먹으면 그 다음에는 밖에서 별다른 참견을 하지 않아도 스스로 잘 통제하고 실천하는 경향이 있다. 나는 이 아이가 지금까지 받았을 상처와 아이의 자존심을 고려해서, 치료의 경과를 관찰하기 위해 필요한 사진촬영을 하지 않았다.

내원 첫날에 식이점검표를 주었다. 세 번째 내원하여 금양체질 섭생표를 주기 전까지는 체질에 맞지 않는 음식을 먹었지만 금양체질 섭생표와 식단을 준 이후에는 식사를 철저하게 잘 지켰다. 이런 기반 위에서 체질침 치료가 더욱 큰 효력을 발휘했다.

8체질의학은 새로운 길이다. 이 아이는 이번에 두 달동안 음식을 절제하는 경험을 통해서 앞으로의 삶은 지난 십여 년과는 전혀 다른 새로운 길을 선택해야 한다는 깨달음이 생겼을 것이다. 육류와 밀가루음식과 유제품을 절대로 먹지 않겠다는 굳은 신념을 지니고 살아가야만 한다. 그것을 이번 치료기간에 자신의 몸이 변화하는 것을 느끼며 관찰하고 겪었고 배웠다. 피부염의 거칠고 딱딱한 딱지로 덮였던 흉한 자신의 몸을 뽀얗고 부드러운 새살이 올라온 매끄러운 몸이 되도록 스스로 구원한 것이다. 8체질의학은 구원의 의학이다.

8체질의학은 성찰의 의학이다. 영양사인 엄마는 아이와 반대로 고기를 먹어야만 하는 체질인데 아이를 자극하게 될까봐 고기를 계속 먹지 않았다고 한다. 그랬더니 힘이 없고 쉽게 지쳐버린다고 했다. 아이 뿐만 아니라 곁에서 지켜본 부모에게도 잘못된 식생활의 폐해에 대한 성찰의 계기가 되었을 것이다. 그리고 이 세상이 이렇게 서로 다른 개성을 지닌 사람들이 서로 다름에 대한 이해를 통해서 함께 조화를 이루며 살아가야 한다는 이치에 대해서도 알게 되었을 것이다. 8체질의학은 조화의 의학이다.

나는 2014년 2월 8일에, 스물두 번째 내원한 아이에게 엄지손가락을 세워 주면서 90점이라고 했다. 아이는 금기를 철저하게 지켰고, 엄마와 아빠는 불침번을 서면서 아이의 피부를 지켰으며, 나는 열심히 지도하고 침을 놓으면서 아이의 새로운 발걸음을 지켜보았다. 2월 19일이 강OO 군의 열두 번째 생일이다. 특별한 생일선물을 주게 되어 지금까지도 무척 기쁘다.

직관과 독선

화를 다스릴 수 있어야 건강한
금음체질(金陰體質)
COLONOTONIA

8체질론은 우주와 생명을 새로운 방식으로 바라보는 화리(火理)에 근거를 둔 새로운 인간론이며 사회론이다. 사람에게서 체질의 특징은 체형, 체취, 음성, 성품, 기호, 취미, 행동, 재능, 필체 등 다양한 면에서 표현된다.

체질이란 다름이다. 서로는 관계이다. 서로 다르기 때문에 의미 있는 관계가 성립한다. 이 세상에 존재하는 만물의 모든 가치는 서로로 성립될 때 의미가 생긴다. 홀로일 때 지닌 가치는 체질론에서는 소용이 없다. 체질론이란 관계를 말하는 것이기 때문이다.

잇몸 출혈

2001년 5월에 가비아(Garbia) 서버에서 Onestep8.com을 시작했다. 나와 같이 8체질의학에 대한 열정은 넘치는데 정보에 굶주려 있던 많은 선생들이 사이트에 모였다.

다솔이란 별명으로 활동했던 이수찬 선생이 어느 날 자신의 몸을 보고 했다.

자신은 금음체질로 생각하고 있다. 20대 중반부터 육식을 하고, 30대 초반부터 커피를 하루에 세 잔씩 마시기를 38세까지 하였고 담배는 반 갑 정도 피운다. 35세 때부터 담배만 피면 잇몸에서 출혈이 시작되었다. 처음 1년간은 출혈이 좀 되다가 잘 그쳤는데 그 후에는 냉수로 입가심을 해도 좀 있어야 지혈이 된다. 양약 잇몸약을 복용해도 효과가 없다. 그런데 서른여덟이 된 2001년 8월 이후로 고기 먹는 것을 중단했더니 잇몸 출혈이 없어졌다.

이 선생의 의견은 금음체질에게 나타나는 잇몸 출혈의 원인이 육식 때문이라는 것이다. 그리고 자신과 비슷한 증상을 가진 37세 여자 환자의 사례도 함께 소개하였다. 이 환자도 육식을 금한 후에 출혈이 그쳤다는 것이다.

그랬더니 미국 LA에 있는 김재희 선생이 답글을 달았다. 김 선생은 목음체질이다.

목음체질인 경우에는 대장에 병이 깊어진 경우에 잇몸 출혈이 이어서 나타나는 경우가 있었다. 즉 목음체질이 평소 해산물과 채식을 자주하는 편이었는데 충수돌기염이 생겨서 수술을 받았다. 수술을 받고 이삼 개월 후에 잇몸 염증이 시작되었다. 물론 수술을 받을 당시에는 8체질에 대한 지식이 없었고 수술을 받은 이후에도 계속 전과 같은 식생활을 했던 것이다.

금음체질은 대장(大腸)을 가장 강하게 태어났고 목음체질은 반대로 대장이 가장 약하다. 그런데 묘하게도 정반대인 두 체질이 자신에게 맞지 않는 식생활을 했을 경우에 비슷한 잇몸 염증을 나타내게 된 것이다. 염증이 깊어지면 잇몸에 고름이 찰 수도 있다.

두 사람의 대화에 다른 분이 가세했는데 그는 골드(gold)라는 별명을 쓰는 것으로 보아 금양체질인 모양이다. 커피를 하루 한잔 정도 마시기를 이삼일 하면 잇몸에서 피가 난다는 것이다. 잇몸 출혈을 매개로 다른 체질인 세 사람이 의미 있는 대화를 나누었다.

길거리에서 싸운다

대형 할인 마트처럼 사람들이 많이 모이는 곳에서 큰 소리를 내면서 싸우는 사람을 간혹 보게 된다. 그럼 누가 누구와 싸우는지 유심히 보라. 보통은 손님이 계산대의 직원과 싸우는데 손님이 싸움을 걸고 있는 경우가 많다. 설령 계산대 직원이 싸우고 싶은 쪽일지라도 직원이 손님을 향해 싸움을 걸 확률은 지극히 낮기 때문이다.

그럼 왜 싸우게 된 것일까?

금음체질인 사람들은 건강한 경우라면 성품이 너그러워진다. 웬만해서는 화를 내지 않고 상대방의 과실이나 허물도 잘 참아준다. 설령 상대가 거슬리는 행동을 하거나 까부는 경우라도 나무라지 않고 넘어가 준다.

그런데 금음체질이 건강이 나빠지면 상황이 전혀 다르다. 특별히 화를 내는 것에 통제력이 약해진다. 누가 조금만 자극을 해도 시시때때로 화를 낸다. 화 낼만한 일이 아닌 사소한 것에도 화를 참지 못한다. 그래서 이런 사람은 마치 '누가 한번 걸리기만 해 봐' 하면서 싸움을 준비하고 있는 것 같은 상태가 된다.

싸울 준비가 된 금음체질 고객이 자기가 고른 물건들을 계산대에 올린다. 그런데 계산대 직원이 사소한 실수를 했다. 같은 물건을 두 번 찍었던지, 할인 쿠폰을 적용할 것을 빼먹었던지, 쇼핑백을 가지고 왔는데 모르고 종이봉투를 계산했던지 하는 실수 말이다. 손님은 마침 싸울 준비가 되어 있는 사람인데, 직원은 그런 사소한 실수는 종종 일어나는 일이므로 손님에게 정식으로 사과하지 않고 대충 넘어가려는 것이다.

찬스를 포착한 금음체질 손님은 덤벼들었고, 안 그래도 힘든 업무에 지친 직원은 가볍게 짜증을 냈을 것이다. 그러면 본격적으로 소리가 높아지고 매장에 있던 다른 사람들의 눈과 귀가 집중된다. 물론 사람들이 많이 모인 공간에서 소리를 높여서 싸우는 일이 자랑스러운 일이 아니라는 것을 이 손님이 모르고 있는 것은 아니다. 하지만 자신은 분명 잘못을 하지 않았고 무엇보다도 싸울 준비가 되어 있었으므로 소리를 지르며 싸우게 된 것이다.

마트에서 싸우는 손님이 있거든 가까이 가서 그 사람의 얼굴을 보라.

비슷한 케이스로 길거리에서 싸우는 사람이 있다. 길을 지나가는데 인파가 많았던지 통로가 좁았던지 앞에서 오던 행인과 어깨가 부딪쳤다. 만약 부딪침을 당한 쪽이 문제의 싸울 준비가 된 사람이라면 그는 바로 뒤돌아선다. 상대는 별일 아니라는 듯이 사과도 없이 벌써 자신을 지나쳐서 멀찍이 가고 있다. 이 사람은 그 사람을 따라가서 어깨를 잡고서 사과하라고 시비를 거는 것이다. 상대는 별 잘못이 아니라고 여기고 있으므로 길거리에서 큰 소리가 나기 시작한다.

상대가 바쁜 일이라도 있다면 그는 상황을 종료시키고 빨리 가고 싶을 것인데 시비를 건 사람은 그를 놓아주려고 하지 않는다. 길거리에서 싸우는 두 사람이 있다면 가서 보라. 도망가는 사람 말고 싸움을 걸면서 쫓아가고 있는 사람이 바로 금음체질이다.

의인의 조건

내가 이 글을 쓰게 된 계기는 지하철에서 사람을 구하고는 사라졌던 박남이라는 분에 대한 기사를 읽고서다. 그는 본의 아니게 언론에 의해 사건 당시의 현장으로 소환되어 사진까지 남겼다. 하지만 본디 그가 가졌던 태도를 바꾸지는 않았다. 그것은 자신을 드러내려 하지 않는 태도이다.

표현이 적절하지는 않지만 의인의 돌발적인 행동이 경솔에 기인한다고 생각했던 적이 있었다. 그런데 의인이 되는 조건을 떠올려보니 그런 조건에는 반드시 '생명의 담보'가 있었다. 찰나의 상황에 처하여 자신의 목숨을 스스로 결정해야만 한다는 것이다. 의인이 되는 체질적인 조건이 과연 있는 것일까?

만약에 나라면 그런 상황이었을 때 어떻게 할 것인가? 그 찰나에 나는 과감히 철로로 뛰어내릴 수 있을 것인가? 오히려 안전선 뒤로 후퇴하고 말 것인가? 이런 질문을 스스로에게 던져 보았다. 나라고 나 자신의 행동 전부를 다 예측할 수는 없지만 이 질문에 대한 대답은 변함없이 '그런 행동을 하지 못한다'였다.

이것은 자살바위에 서서 '앞으로 발을 더 디딜 수 있는가'와 동일한 사태라고 판단했다. 그런 찰나에 자신의 행위로 인해 얻게 될 명예 같은 것에 대한 가치판단은 이루어지지 않을 거라고 생각한다. 정말로 그런 순간에 가치판단을 염두에 두고 그런 행동을 결정하게 된다면 그는 의인이 아니라 욕망에 눈이 먼 사람일 것이다. 자신의 욕망이 일어나기 이전에 그 상황에 처한 당사자의 위험을 감지하는 것만으로 즉각적으로 행동해야만 한다. 그래야 위험에 빠진 사람을 구할 수 있다. 그 연후에 자신의 목숨을 보전하게 될지 아닐지는 차후의 문제다. 그것은 당시에는 절대 알 수 없다.

자기를 인정받으려는 욕구가 실지 있는지 없는지는 잘 모르겠다. 그런데 많은 의인들이 상황이 종료되고 다행히도 생존하였을 경우에, 자신을 드러내려하기보다는 조용히 사라지는 길을 택하는 공통점이 있다는 것은 의인들에 대한 체질 판단에 아주 중요한 요소이다.

만약에 어떤 우연한 계기에 의해 토양체질이 그런 상황을 만들게 되었다면 그 토양체질은 어떻게 행동할 것인가. 사라지기는커녕 기자나 방송사 카메라가 올 때까지 현장을 지키고 있을 것이다. 그리고 일어나지 않았던 사실이라도 꾸며서 사건을 더 흥미롭게 보이려고 할 것이다. 또한 그 사건과 별 상관없이 자신에게 일어났던 것들도 그 사건과 억지로 연관시키려 들 것이다. 사이비 의인들이 그러하다.

진정한 의인이라면 몸과 마음이 모두 건강한 금음체질일 가능성이 매우 높다. 그는 찰나의 순간에 자신의 목숨을 보전할 생각 같은 것은 아예 없다. 다만 위험을 향해 몸을 던진다. 그리고 상황이 종료되면 소리도 없이 흔적도 없이 현장을 떠난다. 이것이 의인의 조건이다.

김대중 vs 김영삼

휴일이면 종종 아내와 함께 국립현충원을 걷는다. 봄에는 수양벚꽃이 땅바닥까지 길게 드리운 풍경이 멋있고, 가을에는 아름드리 은행나무들이 온통 노란색으로 도열한 위용이 멋지다. 운 좋으면 국군의장대의 행사 장면이나 연습 장면을 볼 수도 있다.

국립현충원에는 고(故) 김대중 전 대통령이 누워 있다. 우리 집에서 현충원 운동 코스로 갔다가 돌아오는 도중에 김영삼 전 대통령의 사저가 있다. 골목 입구마다 검은 유니폼을 갖춰 입은 경찰들이 행인들을 째려보며 서 있고, 초소 안에는 투명한 방패 두세 개가 제 할 일은 못하며 서로 포개어 붙어 있다.

두 분은 길고 암울했던 민주화운동 시대의 동지이자 라이벌이었다. 두 분 사이에서는 현실감각과 결단력에서 앞섰던 김영삼 씨가 3당 합당을 통해 먼저 대통령이 되었다. 소년시절부터 품어왔던 꿈에 도달했던 것이다. 김대중 씨는 후폭풍을 예감하면서도 노태우 대통령으로부터 비자금을 받았다는 사실을 고백했었다.

김영삼 씨가 현실적인 이익을 따를 때, 김대중 씨는 신념과 지조를 택했다. 김대중 씨는 용금호 갑판 위에서 물고기의 밥이 되기 직전에 살아 돌아왔고, 전두환의 신군부세력 치하에서는 사형선고도 받았다. 그에게는 스스로 버릴 수도 다른 사람이 꺾어서 넘길 수도 없는 올곧은 신념이 있었다고 나는 생각한다. 그것이 김영삼 씨와는 다른 정치인 김대중 씨의 캐릭터였다.

김영삼 씨는 자신의 꿈을 위한 승부를 걸어야 할 때를 알았고 그 기회를 파고들었다. 호랑이 굴로 기어 들어가서 스스로 호랑이가 되었다. 그리고 그동안 그가 지녀왔던 민주화투사 이미지나 신념은 거추장스러운 허울이 되면서 자연스럽게 그에게서 벗겨졌다. 까짓것 호랑이면 되지 혈통 따위는 필요 없게 된 것이다. 하지만 김대중 씨는 끝까지 혈통을 지켰다.

사람들은 두 분을 비교하면서 이렇게 말하곤 했다. 김대중 씨는 참모들을 가르치는 리더다. 그는 국회에 입성한 때부터 공부하는 국회의원으로 유명했다. 국회도서관 대출 목록이 증명하고 있다. 참모회의를 하면 김대중 씨가 늘 혼자 얘기하면서 참모들을 가르친다. 김영삼 씨는 듣는 리더다. 참모회의에서는 늘 듣고 있다. 머리는 언제든지 빌릴 수 있다는 것이 그의 소신이다. 그렇지만 몸은 빌릴 수 없으므로 자신의 건강을 위해 매일 새벽에 조깅을 한다.

김대중 씨는 아랫사람들에게 존대를 했다. 그리고 직책이 있는 사람에게는 이름에 꼭 직책을 붙여서 불렀다. 김영삼 씨는 ○○야 ○○아 하면서 격의 없이 대했다. 아무래도 자신을 따르는 사람들과 친밀감을 유지한다는 면에서는 김영삼 씨가 뛰어났다고 할 수 있다.

김영삼 씨는 참모들의 조언을 충분히 듣고, 상황을 타개할 결정적인 시기를 판단하는데 뛰어났던 것 같다. 중요한 결정은 그의 몫이었고 그것이 제때에 적중하는 일이 많았다. 김대중 씨는 직관적이었지만 알고 있는 것이 너무 많았다. 그러니 늘 고려해야 할 요소가 쌓여서 앞을 가로막았다. 그래서 결정의 적기를 놓치는 경우가 있었다. 김영삼 씨는 아주 어려운 일을 즉흥적이고도 직감적으로 판단하여 쉽게 결단했다. 반면에 김대중 씨는 아주 쉬운 일도 어렵게 생각해서 논리에 따라 이리 재고 저리 쟀다. 그리고 조심하고 또 조심하면서 장단점을 파악하고 일의 경중을 살피느라 중요한 결정의 순간을 흘려보냈던 것이다.

권도원 선생은 『월간조선』 2011년 5월에 실린 대담에서 김대중 전 대통령을 수양체질로 감별했다고 한다. 또 다른 강연에서 김영삼 전 대통령은 목음체질이라고 했다. 나는 김영삼 씨의 체질에 대해서는 동의하지만 김대중 씨를 수양체질로 본 것은 동의하지 않는다.

1971년 7대 대통령 선거에서 김대중 후보의 서울 장충단공원 유세에는 150만 명이 운집했다고 한다. 당시에 현장에서 김 후보의 연설을 직접 들었다는 분이 2014년 4월 30일에 한겨레 커뮤니티에 이런 글을 남겼다.

"필자는 태어나서 처음으로 가슴을 후벼대고 머릿속으로 파고드는 귀로 듣는 연설이 아닌 가슴과 머리로 듣는 연설을 난생처음 들을 수가 있었다. 미남에 제스처도 멋졌고 음성도 흠 잡을 데가 없었고 청중들을 웃기고 싶으면 웃기고 울리고 싶으면 발을 동동 구르게 하는 등 연설솜씨도 멋졌다. 그 무엇보다도 청중들을 사로잡은 것은 연설 내내 일관된 논지의 큰 흐름과 줄기를 벗어나지 않는 논리의 적절성과 합리성 그리고 보통의 상식으로는 얼른 납득이 안 되는 선견지명 즉 세계정세를 반세기 앞서 꿰뚫어보는 혜안이었다."

좀 일방적인 애정이 깃들었지만 김대중 씨의 연설 솜씨를 잘 표현했다고 생각한다. 과연 어떤 수양체질이 150만 청중을 앞에 두고 이런 연설을 할 수 있겠는지 권도원 선생에게 묻고 싶다. 대중이 먼저 안다. 그가 어떤 사람인지. 또 김대중 씨는 대한민국 국회 본회의장에서 가장 긴 시간을 연설한 기록도 가지고 있다. 사전에 원고를 준비하지도 않고 5시간 19분 동안 연설한 것이다. 그의 언변은 정확하고 명료하다. 김영삼 씨의 연설에서는 '학실하게'만 잘 알아들으면 더 알아들을 게 별로 없다.

모든 방면에서 정반대 편의 양 끝에 섰던 두 분이라고 나는 생각한다. 그래서 두 분의 체질도 정반대일 거라고 확신하는 것이다. 나의 8체질 인생을 걸어도 좋다.

김영삼 대통령은 청와대에서 새 메뉴 바람을 일으켰다. 바로 칼국수다. 김대중 대통령 다음에 청와대에 입성한 노무현 대통령은 메뉴 하나를 없앴다. 그 분은 밀가루 알러지가 있었다. 나는 노무현 전 대통령도 김대중 전 대통령과 같이 금음체질이라고 생각한다.

나는 지금 김영삼 전 대통령님과 한 동네에 살고 있다. 지금은 이웃사촌이지만 그 분에게 투표했던 적은 없다. 제 14대 대통령 선거의 당선자가 확정된 후 김대중 씨는 정계 은퇴 선언을 한다. 그리고 1992년 12월 22일 아침에 한겨레신문의 한겨레 그림판에 실렸던 박재동 화백의 만평을 아직도 생생하게 기억한다. 그 무렵 내 가슴이 꼭 그랬다.

간간히 상도터널 쪽을 지나다니면서 보았던 김영삼 대통령 기념도서관이 거의 마무리가 되어 주변 정리만 남겨 놓은 것 같다. 오늘 쓴 이 글을 저 도서관에 앉아 읽게 될지도 모를 일이다.

세상을 향해 화내는 사람

경기도 남양주시에서 개원하고 있던 어느 날이다. 대기실이 어수선하여 나가보니 한 건장한 청년이 매우 불만스런 표정으로 대기실 의자에 앉아 있는 거다. 무슨 일이냐고 물으니 그 청년은 예의 그 불쾌한 표정은 바꾸지 않은 채, 자신은 지금 사우나에 올라가는 길이라면서 침을 맞고 사우나에 가도 되느냐고 내게 물었다. 그러면서 아니면 사우나에 올라갔다가 나중에 와서 침을 맞아야 되는 것이냐는 거다. 하여튼 그의 말투는 표정과 함께 마치 누구랑 한판 붙으려는 태도였다. 그의 표정에서 나는 이미 속이 좀 상해있던 터라 나는 가볍게, 사우나에 가는 것과 침을 맞는 것은 아무런 상관이 없다고 말하였다.

그랬더니 대뜸 그가, '아니 저기서는 침 맞고 사우나 가면 안 된다고 하던데 왜 여기서는 된다고 하는가, 왜 의사들이 일관성이 없이 이랬다저랬다 하는가?' 하며 따지는 것이다. 그래서 대체 저기서 누가 그러더냐고 물었더니 그는 대꾸하기 싫다는 투로 얼버무리면서, 여기저기 다니면서 병원이다 한의원이다 치료를 많이 받았다, 침도 백번은 더 맞았을 것이다. 그런데 자신의 병은 조금도 낫지를 않고 자신이 아픈 증상에 대해 말하는 의사들의 말이 모두 다르니 도무지 믿을 수가 없다고 하는 거다.

듣다가 나도 좀 속으로 성이 나서 그 사람들의 말은 나는 모르겠으니 나에게 치료를 받으려거든 내 말을 들으라고 했더니, 속으로 무어라 우물거리더니 그냥 휙 일어나서 나가버렸다. 아마도 위층 사우나에 갔겠지만 다시 오리라고 생각하지는 않았다.

며칠 후 그 청년이 다시 왔다. 내게 따지러 온 듯 했다. 지난 번 일을 생각하니 계속 기분이 나빴다고 하면서, 다른 사람들의 말은 나랑은 상관이 없다고 했던 나의 표현이 무척 기분이 나빴다는 것이다. 자신의 몸은 하나인데 어떤 의사는 디스크라고 하고, 또 다른 곳에서는 그저 근육이 좀 뭉친 거라고 하고, 병원서는 물리치료를 쭉 받으라고 하고, 어느 한의원에서는 부항을 뜨고, 어느 한의원에서는 침만 꾹꾹 찌르고 도무지 갈피를 잡을 수가 없다는 거였다.

듣고 보니 그의 말에도 일리가 있고 지난번 내 말이 좀 과한 듯싶어 나는 바로 사과를 했다. 그리고 당신의 몸은 하나인 것이 맞지만 그 몸을 바라보는 의사들의 관점이 다른 것이니 그리 된 거라고 설명을 해주었다. 사우나와 침의 연관에 있어서도 다만 관점이 다를 뿐이라고 말했지만 그는 순순히 수긍하는 태도는 아니었다. 그리고 지난번 근처의 한의원에 들러서 그에 관하여 물어보기만 하고 나온 거였다고 비로소 말했다. 그곳 원장의 말과 내 말이 달랐으므로 그는 또 헷갈렸던 것이다. 아무튼 나랑 치료를 해보자고 하고 그를 침대에 눕히고 허리를 살피고 체질침을 놓았다. 그리고 그의 허리 상태에 대하여 나의 소견을 말해주었다.

침대에서 내려와서 그는, 지금까지 여러 곳에서 치료받았지만 오늘처럼 상세한 설명을 듣기는 처음이라고 말했다. 그가 가고난 후 짬이 나서 그의 신상정보를 조회해 보니 건강보험 자격을 오래 전에 상실한 상태였다. 배신당한 기분이 되었으나 진료 당시에 바로 확인하지 못한 내 불찰도 있으니 선심 쓴 셈이라고 혼자서 위무했다.

그리고 또 며칠 후 그가 다시 나타났다. 건강보험 자격에 관해 말했더니 그는 조금도 미안한 기색이 없이 자신이 돌아다녔던 한의원들에 관해서 성토하기 시작하는 것이다. 어디서는 4천원만 받고 해주고 어디서는 6천원 받고, 또 어디 가니 선심 쓰듯이 만원만 받겠다고 하더라는 거다. 도대체 기준이 무엇인지 자신은 알 도리가 없다며 도리어 나에게 따지듯 말했다. 말을 들어보니 그를 치료했던 원장들은 그의 사정을 알고 그를 배려하였던 것인데 그런 배려조차도 그에게는 성토의 대상이 되었던 거다.

심하게 뒤틀린 심사를 쉽게 바로잡지는 못할 것 같아 그동안의 치료 중에서 그가 가장 많이 지불했던 치료비를 기준으로 치료받을 것을 제안했다. 그랬더니 그는 현재 수중에 5만원 밖에는 없지만 원장님의 말씀을 따르겠다며 치료를 받겠다고 했다. 객지에서 홀로 막노동으로 생활을 꾸려 가는 그의 처지를 생각한다면 무료로 치료를 해줄 수도 있겠지만, 그가 지닌 태도나 교섭방식을 본다면 적당한 돈을 받는 편이 나을 듯 했다.

그날 치료 후에 한 번 더 오고난 후 그 청년은 오지 않았다. 그래서 허리가 나았는지, 아픈 걸 술로 달래며 전처럼 집안에 틀어박혀 누워 있는지, 다른 곳으로 일하러 떠났는지 알 도리는 없었다.

서로의 심사가 엇갈렸다면 내 얼굴로 주먹이 날아올 것 같았던 팽팽했던 그 순간이 떠오른다. 그래도 끈기 있게 서로의 끈을 끊지 않고 대화를 나누었다. 의업에 나선 이래로 그렇게 긴장했던 적은 별로 없었던 것 같다. 마치 나는 벼랑 끝에 몰린 최후의 한의사인 것 같았다. 그 청년의 허리 병을 기필코 치료해주고 싶었다. 환자가 많이 몰렸었다면 아마도 그를 대충 보고 돌려보냈을지도 모른다. 태도도 불손한데 내 속에서 친절을 끌어내기는 어려웠을 터 한가한 때에 그를 만난 걸 천만 다행이라고 여긴다.

이 청년은 금음체질이다. 금음체질은 건강 조건이 나빠지면 이 청년처럼 마치 세상을 향해 화 내는 사람처럼 된다.

너희 꿈이 무엇이냐

2012년 여름 방학에 조합원의 아이들을 대상으로 조합에서 프로그램을 기획했다. 한의원 원장도 한 타임을 맡아야 한다고 해서 무얼 할까 고민하다가 꿈 얘기를 하면 좋겠다는 생각이 들었다. 참가하는 학생들이 초등 고학년과 중등 저학년이라고 하니, 체질과 재능에 대한 얘기와 아이들의 장래희망을 함께 엮어서 시간을 꾸려보면 좋을 것 같았다. 그런데 이

전에 이런 프로그램을 진행해 본 경험이 전혀 없어서 어떻게 구성을 하나 속으로 좀 막막하기는 했다.

아이들이 열다섯 명 정도 왔다. 아무런 준비도 없이 온 아이들에게 무작정 체질 얘기를 하려니 실마리를 풀 방법이 마땅치 않았다. 그래서 방향을 바꿔서 아이들의 장래희망을 함께 나눠보는 방식으로 먼저 시작했다. 아이들은 저마다 고만고만한 꿈을 품고 있었다. 생각이 튀는 아이는 없었다. 내심 그런 아이가 있기를 기대했는데 말이다. 일단 아이들이 프로그램에 참여하는 태도가 그다지 적극적이지 않았다. 엄마 손에 끌려 온 것이다.

이래서는 안 되겠다 싶어서 히든카드를 빨리 꺼내 들었다. '자 이제 내가 동영상을 하나 보여줄 건데 잘 들어 보자' 조명을 줄이고 프로젝터로 빔을 쏘았다.

"흐르는 강물을 거꾸로 거슬러 오르는 연어들의, 도무지 알 수 없는 그들만의 신비한 이유처럼, 그 언제서부터 인가 걸어 걸어 걸어 오는 이 길, 앞으로 얼마나 더 많이 가야만 하는지 예에"

아 저 아저씨 나 아는데, 강산에다, 이거 연어 노래다, 아이들이 한마디씩 한다. 어수선한 분위기는 매 한가지지만 금방 집중도가 나아졌다. 노래를 한 번 다 듣고 나서 다시 가사를 잘 생각하며 들어보라고 당부한 다음 다시 한 번 들려줬다. 따라서 부르는 아이들도 제법 있었다.

'가수 강산에하고 나하고 누가 나이가 더 많을 거 같니?' 나는 이마도 훌렁 벗겨진 데다 머리도 거의 절반 이상이 희다. 아니 비교할 만한 것을 비교해야지 하는 반응으로 노래로 달궈진 분위기가 다시 싸늘해졌다.

강산에란 예명을 쓰는 강영걸 씨는 나와 한의대 입학 동기다. 나이도 같다. 하지만 그와 얘기를 나눈 적은 단 한 번도 없다. 1학년 때 교양과정을 들을 때는 반이 서로 달랐고 그가 1학년을 마치고 학교를 그만두었기 때문이다. 아이들이 에! 하면서 못 믿겠다는 눈치다. 그러면서도 흥미가 새롭게 생기는 모양이다. 눈들이 말똥말똥해졌다.

그가 품었을 꿈에 대해서 내 생각을 아이들에게 전했다. 물론 시인이 되고 싶었던 내 오래된 꿈에 대해서도 말했다. '꿈을 이루기 위해서는 자기를 먼저 잘 알아야 한단다' 나는 신춘문예에 몇 년간 투고를 하다가, 30대 초반에 프로 문학가가 될 재능은 없다는 것을 깨닫고 시인이 되려던 꿈을 접었다. 대신 혼자 시인이라고 여기며 사는 것으로 만족하기로 했다.

강영걸 씨는 비교적 안정적인 장래를 보장하는 한의과대학 교실을 박차고 나가서 신촌에서 떠돌았다고 한다. 그리고 '두만강 푸른 물에'를 들고 대중 앞에 나타났다. 나는 그가 MC 이경규 씨가 진행하던 신인 발굴 TV 프로그램에 처음 나왔던 때를 기억한다. 그의 노래 「라구요」는 제목부터 참 신선했다. 그가 동기생이라는 것은 부산 출신 친구를 통해서 알았다. 이후에는 그가 나올 때마다 집중해서 관찰을 했다. 특징이 있었다. 그의 유머는 썰렁하면서도 날카롭다. 그래서 상대를 편히 두지 않고 긴장하게 만든다. 결론을 지었다. 그의 체질은 금음체질일 것이다.

한 번 얘기를 나눈 적도 없는 입학동기 강산에 덕분에, 너희 꿈이 무엇이냐고 물으며 어색하게 시작했던 시간이 대충 훈훈하게 끝났다. 여의도 KBS 신관 공개홀 앞에서 「사랑의 리퀘스트」 녹화를 마치고 나오는 그를 본 적이 있다. 혼자 반가운 마음에 다가가서 말을 걸고 싶었는데 서로 머쓱해질 것 같아서 참았다.

호통치기 전략

김OO 님은 38세의 여성이다. 2011년 9월에 첫 아이를 얻었다. 2012년 12월 27일에 성당 교우의 소개로 내원하였다. 전신무력감, 두통, 현훈, 이명, 수면장애, 소화불량을 호소하였다. 신장이 162cm인데, 체중은 44kg라고 했다. 20대 이후로는 최저 체중이라고 한다.

병원에 입원했다가 나왔다고 하면서 2013년 1월 8일에 다시 왔다. 심장이 심하게 뛰고 죽을 것 같은 공포감이 엄습하면 응급실에 가곤 한다는 것이다. 병원에서 공황장애로 진단을 받고 약을 복용하고 있지만 발작이 오면 아무런 소용이 없다는 것이다. 성당 교우들과 주변 분들이 도와주려고 애를 쓰고 있다.

1월에만 열일곱 번 치료를 하였다. 올 때마다 인터넷을 통해 알게 된 자신의 병에 대한 지식들을 장황하게 늘어놓고, 삶이 힘들다고 푸념을 하면서 자주 눈물을 쏟는다. 또 자신을 도와주는 주변 사람들에게도 계속 전화를 걸어 똑같은 짓을 반복한다. 병원에서 퇴원한 후에는 아이를 데리고 있지도 못하고 다른 집에 맡기고 있다. 낮에만 잠시 아이를 보러 간다. 1월 28일에는 자기가 다른 사람을 해칠 것 같은 마음이 생긴다면서 두렵다고 하였다. 마치 자신이 아기를 스스로 어떻게 해 버릴까봐 무섭다는 것이다. 2월 1일, 심장이 쿵쾅거린다면서 한의원에 와서 펑펑 울었다.

2월 2일에, 환자가 마치 '나는 약하고 힘이 없는 사람이고, 그래서 아이를 혼자서 볼 수도 없는 사람'이라고 주변 사람들에게 자신을 이해해 달라고 광고를 하고 있는 것 같다는 생각이 들었다. 자신의 병을 고칠 의지는 있는지 궁금해서, 환자분을 소개한 분에게 환자의 남편을 한의원에 다녀가도록 연락을 해 달라고 했다. 남편과 얘기를 나눠보니 이 분은 원래 타인에게 의지하려는 경향이 강한 사람이라는 판단이 생겼다. 연애를 할 때는 그것이 남자의 보호본능을 자극하는 매력으로 보였을 수도 있다고 생각했다. 하지만 출근하는 남편에게 집에서 나간 지 5분도 안 되어 전화를 해서 언제 퇴근하느냐고 다그친다고 하니 문제가 심각했다.

1월의 치료에서 전혀 진전이 없었으므로 이 분을 치료하려면 전혀 다른 전략이 필요하다는 생각이 들었다. 다행히도 퇴원 후에 치료를 받으면서는 양약을 전혀 복용하지 않고 있었다. 남편은 나와 면담하면서 약도 안 먹으면서 어떻게 병을 고칠 거냐며 그것을 많이 걱정했다.

2월 5일에, 진료실에 불러놓고 호통을 쳤다. '내가 계속 궁리를 해 보니 당신은 스스로 이 병을 고치려는 의지가 전혀 없다. 그러니 나도 더 이상 당신을 치료해 줄 생각이 없다. 이곳에서 나가라!' 당연히 그 자리에서 눈물을 줄줄 흘리면서 예의 나약한 태도를 보이는 것이다. '나는 당신 우는 거 봐주는 사람이 아니니, 여기서 울지 말고 성당에 가서 수녀님 잡고 울어라!' 하면서 쫓아 버렸다. 우리 조합의 전무이사가 옆방에서 큰소리를 듣고는 놀라서 내게 왔다. 누군가는 이 사람을 이겨낼 존재가 필요하다고 판단한 충격 요법이라고 설명해주었다. 누가 봐도 '참 모진 의사로구나' 했을 것이다. 환자는 눈을 무섭게 흘기면서 갔다.

한참 지나서 올 거라고 예상했는데, 이틀 후에 왔다. 진료실에 들이지 않고 대기실에 세워 놓고 일부러 음성 톤을 격앙해서 큰소리를 쳤다. '세 가지를 약속하면 계속 치료해 주겠지만 내가 제안하는 것을 지키지 못하면 치료를 계속 할 수 없다' 세 가지는 이렇다.

절대 내 앞에서 울지 않기. 내 앞에서 푸념하지 않기. 따지지 않기.

나와 약속한 이후에 환자분은 그 약속을 철저하게 지켰다. 양약은 계속 먹지 않았다. 3월 10일쯤부터는 아이를 저녁에 데리고 와서 밤에는 데리고 잔다고 했다. 4월 9일에는 아이를 집으로 완전히 데리고 왔다. 5월 13일 월요일에 와서, 주말에 아이를 데리고 용산에 가서 기차를 타고 청주에 있는 친구 집에 가서 하룻밤을 묵고 왔다고 하였다.

아직 아이를 돌보는 데는 힘이 많이 부치지만 아이엄마의 자리로는 확실하게 돌아온 것 같다. 다음에 오면 남편을 함께 오라고 해서 얘기를 좀 나눠봐야겠다는 생각이 든다. 서비스업은 친절이 우선이다. 의료업도 서비스업이니 친절은 중요한 원칙임에 틀림이 없다. 의료협동조합은 조합원을 위한 조직이니 더욱 그렇다.

의료계에서 친절이 화두로 떠오른 때는 의료시장의 포화와 깊은 관계가 있다. 치열한 경쟁에서 살아남기 위한 전략으로 채택된 일면이 있다는 것이다. 하지만 친절과 만족스러운 치료는 별개라고 나는 생각한다. 의사는 환자 앞에서 다양한 인상으로 변모해야 한다고 믿는다. 자상하고 상세한 설명과 태도가 늘 좋지만은 않다. 때로 엄숙하고 무뚝뚝하며 또한 무서울 필요도 있는 것이다.

이 환자는 금음체질이다.

고기가 싫어요

1992년 바르셀로나 올림픽에서 몬주익언덕을 힘차게 내달린 마라톤 영웅 황영조 선수를 키운 사람은, 당시에 코오롱마라톤팀을 맡고 있던 정봉수 감독이다.

정봉수 감독은 황영조 뿐만 아니라 김완기와 이봉주 같은 스타 선수를 발굴하고 키웠다. 그래서 그의 지도력과 함께 훈련법에 대한 궁금증이 많았으나 훈련법의 실체가 자세하게 공개된 적은 없다. 그에게 가르침을 받았던 선수들의 입을 통해서 마라톤 레이스가 있기 6일전부터 시행하는 식이요법이 알려졌다.

이 식이요법은 처음 3일 아홉 끼는 부드러운 육질의 소고기만 먹는다. 그리고 나중의 3일간은 아홉 끼를 맨밥에 싱거운 야채만 먹는다고 한다. 그리고 경기에 나간다. 이 식이요법의 원리는 첫 3일간 탄수화물을 공급하지 않으면서 몸 안의 지방을 태워서 없앤다. 그런 후에 3일간은 탄수화물을 집중 투입함으로써 에너지를 끌어올린다는 것이다. 3일간은 컨디션을 일부러 떨어뜨리고 레이스 3일 전부터 몸 상태를 끌어오려 대회에 임한다는 전략이다.

코오롱마라톤팀은 정봉수 감독을 중심으로 짜여서 국내외의 각종 대회에서 우승했고 훌륭한 기록을 세웠다. 그래서 정봉수사단으로 불렸다. 빛이 있으면 그림자가 있다. 올림픽 영웅 황영조는 1994년에 히로시마아시안게임을 제패하고, 1994년 보스턴마라톤에서는 한국 최고기록을 수립했지만, 1996년에 열린 동아마라톤을 끝으로 현역에서 은퇴했다. 황영조는 은퇴 기자회견에서 올림픽 2연패에 대한 부담감이 많았다고 했지만, 정봉수식 식이요법에 대한 거부감을 내비치기도 했다. 그의 나이 스물여섯이었다.

1999년에 코오롱마라톤팀의 주요 선수들이 집단적으로 탈퇴하면서 사회적으로 화제가 되었고 이를 '코오롱 사태'라고 부른다. 이 때 핵심 선수 중 하나였던 김이용 선수는 고기를 먹는 식이요법 때문에 그 때마다 구토를 심하게 했고 나중에는 위장에 혹이 생겨서 수술까지 받았다고 밝혔다.

마라톤이란 종목은 8체질 중에서도 금음체질에게 가장 잘 어울리는 운동이다. 금음체질은 폐활량이 뛰어나고 쉽게 흥분하지 않는 심장을 가져서 장거리를 달리는데 적합하다. 그래서 뛰어난 마라토너 중에는 금음체질이 많다. 물론 이봉주 같이 금음체질이 아닌 경우도 있다. 나는 황영조 선수와 김이용 선수가 금음체질이라고 생각한다.

금음체질에게는 고기[肉]가 해롭다. 그 중에서도 소고기가 가장 해롭다. 금음체질에게 고기는 독(毒)이라고 불러도 좋다. 그러니 금음체질이었던 황영조 선수와 김이용 선수는 경기에 나간다는 긴장감에 더해서 자신에게 맞지 않는 음식물을 먹어야 했으니 고통이 더 심했을 것이다.

정봉수 감독은 2001년 7월 5일에 66세로 별세했다. 당뇨병을 오래 앓았고 만성신부전이 악화되어 고생했다. 그는 재능 있는 선수를 볼 줄 아는 혜안을 지녔다. 이것이 진정한 그의 능력이다. 선수 관리나 훈련법은 부차적이라고 나는 생각한다.

1등이 하고 싶어요

남양주시에 있을 때다. 60대 중반의 어르신이 오시는데 고향 사람이라고 가깝게 지냈다. 무릎이나 발목을 자주 다쳐서 한의원에 오게 되었다. 그런데 이 분은 마라톤 광이다. 당시에 내 나이가 40대 초반이었으니 나보다 20년 이상 연상이시다. 나는 팔굽혀펴기를 한 번 할 때 30회를 넘기지 못한다. 헌데 이 어르신은 매일 천 번을 하시는 분이다. 근육이 완전 몸짱이다.

한번은 고민을 들어달라는 것이다. 무슨 고민일까 들어보니 한 해에 네 다섯 번 마라톤대회에 나가는데 1등을 한 번도 못했다는 것이다. 2등 메달만 수두룩하다고 했다. 들어보니 좀 의아했다. 매일같이 20km를 뛰시고 체력도 좋은 분이 왜 1등을 못하실까. 혼자 머리를 짜다가 고향에서 열리는 산악마라톤에 나간다고 하기에 물었다. '제천 가서 주무시겠네요.' '저녁 때 뭐 맛난 것 드세요?' 그런데 답변이 예상 밖이다. "동호회 사람들하고 함께 가니 맨 날 고기 먹죠 뭐."

마라톤 대회에 나갈 때마다 동호회 사람들하고 전날 저녁에는 늘 고기를 먹는다는 것이다. 이유가 뭐냐고 여쭸더니 대답은 간단했다. "힘나라고 먹죠." 그래서 고기 먹고 뛰면 힘이 펄펄 나더냐고 농을 했더니 30km 넘으면 다리가 후들거린다는 것이다. 나는 그 원인이 고기 때문이라고 설명했다. 어르신은 이미 자신이 금음체질이라는 것을 알고 있는 상태였다.

금음체질에게는 고기가 힘을 주는 것이 아니라 오히려 근육의 힘을 뺀다. 한쪽 근육으로만 힘이 빠진 채 운동을 심하게 하면 몸의 균형이 허물어져서 크게 다칠 수도 있다. 어르신은 그나마 평소에 단련이 되어서 크게 상하지는 않았지만, 자주 발목과 무릎을 다치는 것이 마라톤 대회 출전과 관계있을 거라는 짐작이 들었다.

내가 제안했다. '다음 번 대회에는 고기 드시지 말고 생선 드시고 나가십시오' 그렇게 1등이 하고 싶으면 말입니다.

통뼈와 무술인

우리 협동조합이 있는 시흥시 은행단지는 일방통행 도로가 중심상업지역을 둥글게 감싸고 있는 형국이다. 그래서 아침에 내리는 정류소와 저녁에 퇴근할 때 버스를 타는 정류소가 다르다. 퇴근길에 이용하는 정류소에서 보면 앞 건물 입구에 광고물이 서 있다. 근래에는 이런 광고물이 대세다.

한동안 이 건물 입구에는 무섭게 생긴 사내가 웃통을 벗고 주먹을 쥔 채 덤비는 자세로 서 있었다. 7층에 권투체육관이 있는데 그곳의 관장님이다. 나는 처음 보자마자 알아봤다. 물론 자신의 이름을 내건 체육관이라 짐작을 했지만 얼굴을 보니 확실하다. FC서울의 감독님과 이름이 같다. 1995년 10월 21일에 빅토르 우고 파스를 10회 TKO로 누르고 WBA 슈퍼페더급 세계챔피언이 되었던 최용수 씨다. 이후에 7차 방어까지 성공했으니 세계적으로 이름을 날린 분이다.

한의원에 치료받으러 오는 아이들 중에 이 체육관에 다니는 아이가 몇명 있다. 여자 아이도 있다. 그 아이에게 농담 삼아 물었다. 나는 이게 정말 궁금했다. '너희 관장님 무섭지?' 그리고 다른 아이에게도 똑같이 물어보았다. 무섭지 않다고 말하는 아이는 없었다. 격투기는 규율을 잘 가르쳐야 하니 관원들에게 일부러 무섭게 하는지도 모르겠다.

최용수 관장은 금음체질인 무사형의 얼굴이다. 옛날 같으면 분명히 장군감이다. 이 체질은 골격의 힘이 강하니 펀치력도 강했을 것이다. 흔히 겉으로 체형을 보아서 예상하는 것보다 체중이 많이 나가는 사람이 있다. 이런 사람은 골격의 무게가 많이 나가기 때문인데, 통뼈라고 부르는 이런 사람들은 금음체질이다. 뼈대가 강하니 힘도 좋아서 무술인에 어울린다. 그리고 무엇보다 금기(金氣)가 강해서 겁이 없으니 금상첨화다.

비슷한 얼굴형을 가진 사람으로 가수 임재범 안치환 휘성, 탤런트 이희준, 축구선수 이명주가 있다.

금음체질의 특징

체형	흉곽이 발달했다.		
	무사형의 얼굴로 무서운 인상이다.		

감정 성품 성향 태도	냉정하다.(냉철하다)	옳은 일에 목숨을 아끼지 않는다.[義人]
	비판적이다.[독설]	자기절제적이다.
	치밀하다.	여성의 경우 사교적이고 활발한 경우도 많다.
	직관적이다.	쉽게 흥분하지 않는다.
	정치적인 야망이 있다.	침착하다.
	건강하면 관대하다.	

기호 취미	신품을 선호하는데 빨리 구입하지는 않는다.(lazy adopter)
	대식가이다.
	대주가이다.
	정력가이다.

신체 질병	뼈 무게가 높다.
	폐활량이 크다.
	강골이다.
	건강이 나빠지면 화를 참지 못한다.
	눈매가 날카롭다.

재능	폐활량이 크고, 음감이 좋다.	음악	가수, 연주가
	심장이 쉽게 흥분하지 않는다.	직업	정치인, 경제학자, 프로그래머
	연설을 잘 한다.[대중선동]	체육	마라톤, 수영, 무술, 무용, 격투기
	겁이 없고 강골이다.	문학	평론가
	상체가 발달했다.	미술	시각디자인
	비판적이다.		

위험 질환	파킨슨병
	알츠하이머병
	루게릭병
	궤양성대장염
	크론병
	대장암

체질이란 한계이다

1992년 8월 9일, 스페인 바르셀로나의 몬주익언덕을 힘차게 내달린 황영조는 제25회 하계올림픽의 피날레를 장식하는 시상대에 올라 금메달을 목에 걸고 월계관을 썼다. 그로부터 20년 후인 2012년 8월 5일, 번개라 불리는 우사인 볼트는 런던올림픽 육상경기 100m에서 올림픽 신기록으로 우승했다. 실현가능성은 없지만 만약 두 사람이 전성기의 기량을 그대로 지닌 상태로 자신들의 주종목에서 겨룬다면, 100m에서는 볼트가 마라톤에서는 황영조가 반드시 이길 것이다.

지구상의 동물 중에서 빨리 달리기의 왕자는 치타이다. 치타는 최고시속이 113km/h라고 한다. 그런데 치타는 사냥을 할 때 200~300m의 거리에서만 이 속도를 유지할 수 있다고 한다. 최고속도에 도달하면 체온이 급격히 상승해서 긴 거리는 달릴 수 없다는 것이다. 20~30분 정도는 푹 쉬어야 다시 달릴 수 있다고 한다. 단거리에 장기를 가진 사람들이 달릴 때 보여주는 신체 메커니즘은 아마 치타와 비슷할 것이다.

이처럼 치타는 먼 거리를 지속적으로 달릴 수 없고, 황영조는 인간탄환처럼 10초 안에 100m를 주파할 수는 없다. 단거리 선수와 장거리 선수는 각각 갖고 있는 재능이 다르고 내장구조가 다르기 때문이다. 단거리 달리기에서는 순발력이 중요하고, 장거리 달리기에서는 지구력이 중요하다. 또한 단거리에서는 역동적으로 움직이는 근육에 혈액을 빨리 공급해주기 위해서 쉽게 달궈지는 심장이 필요하고, 마라톤과 같은 장거리 달리기에서는 거대한 폐활량과 쉽게 흥분하지 않고 서서히 달아오르는 심장이 필요하다.

체질이란 다름이다. 내장구조가 다르고 타고난 재능이 다른 것은 바로 체질이 다르기 때문이다. 또 체질은 한계를 알려준다. 단거리 선수에게는 장거리가 어렵고, 장거리 선수는 단거리 전문 선수만큼 빨리 달릴 수는 없다.

성급과 낙천

빨리빨리 한국인의 원형인
토양체질(土陽體質)
PANCREOTONIA

한민족이 급하다고 하는 것은 토양체질 때문이다. 한민족이 모두 급한 것은 아니다.

토양체질은 호기심이 많고 사교적이며 낙천적이고 변화에 민감하고 헌신적이고 솔직하다. 그런데 급하게 되면 경솔해지고 뒷수습이 안 되고 잘 잊어먹게 된다.

시각이 발달해서 색채 감각이 뛰어나니 미술이나 패션계에서 재능을 잘 발휘할 수 있다.

삶의 조건

다큐멘터리 「울지마 톤즈」에 나온 고 이태석 신부는 의과대학을 졸업한 후에 신부가 되었다. 그리고 아프리카로 떠났다.

그는 낯선 세계에 대한 호기심, 모르는 사람도 스스럼없이 대할 수 있는 사교성과 솔직하고 적극적인 태도를 지녔을 것이다. 많은 좌절도 맛보았을 것이나 늘 낙천적으로 대처했다. 환자를 치료하고 학교를 세우고 악대를 조직해서 직접 가르쳤다. 참 다재다능하다.

자신의 몸을 돌보지 않고 어려움에 처한 톤즈 사람들을 위해 몸을 던졌다. 나는 이태석 신부가 토양체질이 보여줄 수 있는 모든 장점을 아낌없이 발휘했다고 생각한다. 그래서 토양체질이 도달할 수 있는 거룩함의 끝에 섰다.

레오나르도 디 카프리오가 나온 영화 「캐치 미 이프 유 캔」은 프랭크 애비그네일이라는 실존 인물에 관한 이야기다. 이 사람은 희대의 사기꾼이다. 동급생들 앞에서 선생님이라고 속이고, 예쁜 여성들 앞에서 항공사 기장이라고 속이고, 가짜 수표를 만들어서 은행을 속인다.

남을 잘 속이는 사람도 낙천적이다. 비관하지 않고 실패를 두려워하지 않는다. 그리고 말솜씨가 뛰어나고 감정 표현도 풍부하다. 여러 방면에 호기심이 많고, 손재주가 좋아서 기계 장치를 잘 다루고 정교한 묘사에 탁월하다.

그런데 이 사람의 거짓말에는 특징이 있다. 거짓말의 근거가 없다. 그는 선생님도 기장도 아니고 은행에 돈을 입금한 적도 없다. 하지만 그가 속이는 능력을 발휘하면 상대방은 그것을 찰떡같이 믿는다. 토양체질 사기꾼의 능력은 이와 같다.

　최동훈 감독이 연출한 영화 「범죄의 재구성」에서 배우 박원상이 연기한 제비의 극중 캐릭터도 토양체질이다.

　토양체질이 장점을 잘 발휘하면 고 이태석 신부처럼 성자가 될 수도 있고, 애비그네일처럼 희대의 사기꾼이 되기도 한다. 두 사람이 처했던 삶이 조건이 그렇게 이끌었을 것이다. 일부러 사기꾼이 되려는 사람은 없을 것이기 때문이다. 두 사람의 차이는 자신의 능력을 다른 이들을 위해 쓰려는 희생정신과 봉사심, 그리고 헌신의 태도에 있다.

외국인 이주노동자들이 빨리빨리를 제일 먼저 배우는 이유

　한국 사회에 이방인들이 많이 늘었다. 서울 구로구의 가리봉 지역이나 경기도 안산시 단원구에 가면 거리의 간판들이 제법 이국적인 풍경을 보여준다.

　외국에서 일자리를 찾아 한국에 들어 온 이주노동자들이 제일 먼저 배우는 한국말이 빨리빨리라고 한다. 한국 사람들이 본디 빨리빨리 습성을 가져서 그 말을 먼저 배우는 거라고 보통 말하곤 한다. 하지만 이것은 바른 생각이 아니다. 사회학자 김영명 선생은 2005년에 펴낸 『신한국론』에서 한국인의 속성들로 '획일성, 집중성, 극단성, 조급성, 역동성'을 말했는데 나는 여기에 동의하지 않는다. 모든 한국인들이 조급한 것은 아니기 때문이다.

　자 생각을 해보자. 어떤 작업장에 외국인이 한 사람 들어 왔다. 누가 그에게 제일 먼저 말을 걸겠는가. 제일 먼저 말을 걸 그 사람이 어떤 특성을 지녔겠는가. 바로 호기심이다. 새로 들어 온 사람이 외국인이 아니고 한국 사람이라도 이 사람이 그럴 텐데, 한국인이 아니고 외국인이니 더 호기심 이 생기는 것이다. 그리고 그는 호기심만 있는 것이 아니고 사교적이고 외향적인 성품을 지니고 있다.

거기다가 언변도 좋아 남을 즐겁게 할 줄도 알고 손재주가 좋아서 기술적인 능력도 높다. 그러니 작업에 어설픈 그 외국인을 자연스럽게 도와주면서 그와 친하게 될 것이다. 또 봉사심도 많고 오지랖이 넓어서 그 외국인이 필요한 것들을 그가 먼저 요구하지 않아도 이것저것 챙겨줄 것이다.

그런데 이 사람이 바로 급한 성품을 지닌 사람이다. 토양체질인 것이다. 그러니 이제 친해진 그 외국인에게 오지랖 넓게 자주 참견을 하게 될 것이고, 이 외국인은 여러 가지로 서툰 상태니 작업 진도가 더딜 것은 뻔한 일이다. 그렇다면 친해져버린 이 토양체질에게서 어떤 잔소리를 듣게 되겠는가. 빨리빨리 해!

당연하지 않은가. 한국인 모두가 토양체질은 아니다. 그런데 한국인 중에는 토양체질의 분포가 제일 높다. 그러니 다수의 한국인 중에서 토양체질이 제일 드러나고 그들이 다른 체질에 비해서 특히 도드라지는 특성을 지녔으므로 토양체질이 실제보다 더 많은 것처럼 느껴질 수는 있겠다.

튀고 싶은 사람

축구 선수 이천수는 재능이 많았다. 또래 집단에서는 늘 1등이었다. 빠르고 화려한 그의 기술은 상대 선수들을 주눅 들게 만들었다.

그런데 한 가지가 부족했다. 겸손하지 못했다. 잘 하면 잘 할수록 더 튀려고 했다. 뽐내면서 자신에게 집중되는 대중의 관심과 시선을 즐겼다.

이천수는 찬스 포착이 빠르다. 2006년 독일월드컵에서 토고와 경기에서 한국팀은 페널티 박스 밖에서 박지성이 걸려 넘어지면서 프리킥 찬스를 얻었다. 월드컵이란 중요한 경기이니 경기 중에 벌어질 많은 상황을 예측해서 감독이 미리 정해둔 선수와의 약속이 있다. 상대편 골문 앞에서 프리킥을 얻었을 때 어느 선수가 찰 것인지를 정하는 것은 중요한 항목이다.

2002년 월드컵 때 터키와 경기에서는 비슷한 위치에서 이을용 선수가 골을 성공시킨 경험이 있다. 그래서 나는 이을용 선수가 미리 감독으로부터 언질을 받았을 거라고 생각한다. 그리고 공을 놓을 위치에 이을용이 먼저 서 있었다. 그런데 백넘버 14번 이천수가 백넘버 13번 이을용에게 갔다.

전 세계의 축구팬들을 향해서 자신을 뽐낼 수 있는 순간, 공이 잔디 위에 정지된 이때, 자신의 발끝으로 모이는 수많은 관심, 무엇보다 유럽의 명문 구단이 주목하는 월드컵이 아닌가.

프리킥의 마술사라는 데이비드 배컴보다 멋지게 차고 싶은 이천수는 선배인 이을용을 제치고 프리킥을 찼다. 골은 네트를 흔들었고 그 광경을 본 대부분의 한국인들은 열광했다. 하지만 단 한 사람은 골문 안으로 날아가는 공의 궤적을 보면서 우울한 표정으로 멍하니 서 있었다.

그의 표정이 궁금한 분은 구글에서 2006, 독일월드컵, 토고, 프리킥, 이렇게 검색해 보시라.

이천수는 그동안 말실수가 많았다. 급하면 경솔해진다.

낸시 랭의 본명은 박혜령이다. 그는 국제적인 인물이 되려고 여권의 이름을 바꿨다. 공식적으로 초청을 받지 않은 국제적인 행사에 가서 란제리

퍼포먼스를 벌여서 국제적으로 명성을 얻었다. 그도 튀고 싶은 사람이고 토양체질이다.

그가 진정 예술가라면 작품을 통해서 뽐내는 것이 좋을 것이다.

항생제 부작용

2006년의 일이다. 촌수는 먼데 평소 가까이 지내던 친척 형님에게서 다급한 전화가 왔다. 모친께서 위독하시다는 것이다. 형님의 모친은 아버지의 외사촌 누이시니 내게는 당고모님이다.

자초지종은 이랬다.

당고모님께서 갑자기 심하게 숨이 차게 되었다. 그런데 숨이 찬 것도 찬 거지만 밤에 자려고 누우면 숨이 더 차서 누울 수가 없다는 점이었다. 그래서 댁과 가까운 O병원에 갔는데 검사결과 숨이 찬 원인은 심장이 심하게 부어서 그렇다는 것이다. 더 살펴보니 심장이 부은 것은 폐(肺)에 결핵이 생긴 것이 원인이라고 했다. 의사의 판단은 결핵을 먼저 치료해야만 심장이 그 후에 안정된다는 것이다.

급히 입원을 하고 결핵균을 치료하는 항생제를 투여했다. 항생제를 투여했지만 결핵이 금방 좋아지지는 않는 것이고 병원에서도 여전히 앉아서 밤을 보내기는 매 한가지였다. 그런데 숨 찬 증상에 더해서 온몸이 쑤시기 시작했다. 통증이 너무 심했다. 의사에게 물으니 항생제 과민반응이라는 것이다.

당고모님은 성품이 아주 괄괄한 분이다. 당장 죽으면 죽었지 병을 치료하자는 약을 먹고 아픈 것은 참을 수가 없으니 항생제를 안 먹겠다고 버

틴 것이다. 그랬더니 담당의사가 항생제를 먹지 못한다면 결핵을 고칠 수가 없고 자신들이 할 수 있는 것은 아무 것도 없으니 집으로 모시고 가라고 했다. 그러면서 그 상태로는 그 해를 넘기기는 어려울 것 같다고 덧붙였다는 것이다.

그 때 남양주시에서 개원하고 있었는데 당고모님이 계시는 인천 남동구로 뵈러 갔다. 당고모님은 토양체질이었다. 토양체질은 항생제에 과민반응을 보이는 경우가 많다. 토음체질이나 금양체질, 그리고 금음체질도 그렇다.

체질침 치료를 하고 다음에 갈 때 체질 처방 한약을 달여서 드렸다. 한약을 드시면서 체질침을 세 번 맞은 후에 누워서 주무실 수 있게 되었다. 거리가 멀어서 일주일에 두세 번 치료하러 갔다. 내가 치료한 기간은 한 달이 채 안 된다. 나중에 검사를 해서 결핵이 완치되었다는 것을 확인했다. 이듬해에 평소 당고모님보다는 더 건강하게 지내시던 부군께서 암 선고를 받은 후에 돌아가셨다. 당고모님은 8년이 지난 지금도 살아 계시다.

결핵 치료약이 부작용을 보인 환자를 치료했던 경험이 또 있다. 서울시 관악구 남현동에 사는 남자분인데 금음체질이었다. 결핵성 흉막염 진단을 받고 약을 먹다가 통증이 너무 심해서 나를 만났고, 결핵약 복용을 중단하고 체질침으로만 그 분의 병을 치료해드린 적이 있다.

속 깊은 이야기 좀 합시다

충북 제천에서 중앙시장 근처에서 개원하고 있었는데 중앙시장 입구에서 OOO식이라는 작은 음식점을 하는 50대 후반의 남성분이 있었다. 거기서 가끔 음식도 시켜 먹고 치료를 받으러 오기도 했다. 서울 정릉에서 사업을 하다가 실패를 보고 제천에 내려왔다고 했다. 그런데 이분이 머리가 아주 백발이었다. 예전부터 염색만 하면 아주 고생을 해서 염색을 안 한다는 것이다. 무슨 고생이냐고 물었더니 처음에는 그저 허허 웃기만 했다.

어느 날 오시더니 "원장님, 속 깊은 이야기 좀 합시다" 하는 것이다. 나는 '이 분이 나와 좀 친해졌다고 내게 무슨 곤란한 부탁을 하려고 그러시나' 했다. 부인이 너무 늙어 보인다고 타박을 해서 다시 염색을 하긴 해야겠는데, 옛날에 염색을 하기만 하면 성기 끝이 헐어서 염색을 할 용기가 안 나니 좀 도와달라는 것이다. 나는 당시에 이 분을 목양체질로 치료했던 것 같다. 그리고 8체질 임상 경험도 많지 않았던 시절이라 도울 수 있는 방도가 마땅치 않았다. 그래서 잘 모르겠다고 하고 말았다.

그리고 그 분의 일을 잊고 지냈는데, 2009년에 만난 여성 한 분이 어느 날 진료실에서 속 깊은 얘기를 하고 싶다는 것이다. 이 분은 당시에 64세였고 토양체질로 치료받고 있었다. 속 깊은 얘기라는 말에 옛날 기억이 함께 떠올라서, '무슨 속 깊은 말씀이신데요?' 하고 물었다.

이 여성분은 염색만 하면 질(膣) 점막에 궤양이 생긴다는 것이다. 순간 나는 제천의 백발 남성분이 토양체질이겠다는 깨달음이 생겼다. 남성의 귀두(龜頭)와 여성의 질(膣)은 발생학적으로 같은 계통의 기관이다. 그러므로 두 분에게 염색약 때문에 발생하는 알러지성 피부염은 병리가 같다는 것이다. 토양체질에게 발생하는 염색약 알러지는 보통 두피나 얼굴, 그리고 목 부위에 생기는 경우가 일반적이다. 위와 같이 원거리로 발전하는 경우는 흔하지 않다.

제천에서는 방법을 몰랐지만 2009년에는 별 어려움 없이 환자분의 병을 치료했다. 하지만 염색약을 계속 사용한다면 병은 자꾸 재발될 것이다.

망고가 많이 보인다

할인마트에 가면 과일 코너에 전과 다른 풍경이 있다. 열대 과일인 망고가 많이 진열되어 있다.

나는 망고가 어떤 맛인지 잘 모른다. 예전에는 귀하기도 했거니와 거의 먹어 본 적이 없기 때문이다. 딸아이는 지난 해 여름에 필리핀에 다녀오더니 망고를 실컷 먹었다면서 엄지손가락을 치켜세웠다. 그 아이는 수양체질이니 아주 좋았겠다.

나는 마트에서 망고를 볼 때마다 나는 먹지도 않는 과일인데 그냥 걱정이 된다. 한국사람 중에는 토양체질이 많다. 그리고 그들은 보통 이것저것 가리지 않고 잘 먹고 미식가들도 많다. 그들이 과일 맛의 왕이라고 하는 망고를 그냥 놔둘 리가 없지 않은가.

분명 멀지 않아 망고를 마음껏 먹은 토양체질들이 위장병이나 피부에 알러지가 생겨서 대규모로 병원에 들르는 일이 빈번하게 일어날 것이다. 그래서 걱정이다.

얼리 어답터와 레이지 어답터

얼리 어답터란 early와 adopter의 합성어로 미국의 사회학자 에버릿 로저스가 1957년에 그의 책[『Diffusion of Innovation』]에서 처음 사용하였다. 제품이 출시될 때 가장 먼저 구입해 평가를 내린 뒤, 주위에 제품의 정보를 알려주는 성향을 가진 소비자군을 말한다. 원래는 남들보다 빨리 신제품을 사서 써 보아야만 직성이 풀리는 소비자군을 일컫는 말이었다. 그러다 이러한 소비자들이 늘어나면서 의미가 확대되어, 제품이 출시될 때 남들보다 먼저 제품에 관한 정보를 접하고 제품을 먼저 구입해 제품에 관한 평가를 내린 뒤, 주변 사람들에게 제품의 특성을 알려주는 성향을 가진 소비자군을 일컫는 말로 쓰이게 되었다.

인터넷 사용이 일반화된 현대의 얼리 어답터들은 인터넷을 통해 미리 신제품의 출시 날짜를 확인하고 출시와 동시에 제품을 구입해 꼼꼼히 성능을 확인한다. 이어 확인 결과를 게시판에 올리면 네티즌 사이에 빠르게 전파되기 때문에 제조 회사들도 관심을 가지지 않을 수 없게 된다. 이들은 다양한 범주의 제품에 관심을 가지고 있어서 소비자와 제조 회사 사이의 중간자 역할을 한다고도 할 수 있다. 소비자들에게는 더 나은 제품에 대한 소개와 함께 제품을 고르는 안목에 대해서도 자세히 알려줄 수 있고, 제조 회사에게는 더 좋은 제품을 만들 기회를 제공할 수도 있기 때문이다.

얼리 어답터의 두드러진 성향은 새롭고 신기한 물건에 대한 '다양한 호기심'이다. 그들은 망설이지 않고 과감히 지른다. 얼리 어답터들은 지름신의 절대적인 신봉자들이다. 이들은 영민하고 손재주가 좋아 기계나 제품의 조작에 능숙하고, 전문가 뺨치는 식견까지 갖춘 경우도 많다. 디자인이나 패션감각도 뛰어나므로 제품의 외관에 대하여도 탁월한 평가를 내릴 수 있다. 그래서 신속하게 새로운 제품에 대해 성능을 시험하고 장단점을 파악해 리뷰를 쓰고 그것을 전파한다. 왜 그럴까. 자랑하고 뽐내고 싶기 때문이다. 그리고 대중이 반응하면 자신은 곧 바로 다른 물건으로 관심이 이동한다.

호기심과 뽐냄만으로 보아도 8체질 중에서 얼리 어답터의 소질을 지닌 체질은 단연코 토양체질이다.

예전에 열심히 블로깅을 하던 때에 자주 들르던 블로그가 있다. 주인장은 lunaris라는 ID를 쓰고 있었다. 그는 얼리 어답터에 대하여 "종종 훌륭한 리뷰어로서 꼼꼼하면서도 직관력 있는 리뷰를 쓸 때가 많아서 주변에 득이 되지만, 자랑질과 뽐뿌질을 통한 해악도 만만치 않아서 대충 상쇄(相殺)라고 계산하면 될 듯하다."고 뼈있는 평가를 내렸다. 그리고는 자신을 레이지 어답터(lazy adopter)라고 소개하였다.

"나는 애석하게도 lazy adopter다. 얼리 어댑터의 반대말은 late adopter가 아니냐고? 뭐 그런 의미에서라면 late라도 상관없겠지만, 나는 본질적으로 소프트웨어 사용에 있어서는 지극히 보수적인 편이고, 굳이 내가 먼저 앞서서 설치해보고, 테스트해 볼 필요는 없다는 입장이며, 따라서 새로 등장한 소프트웨어를 깔아보는데 있어서는 지극히 게으른 사람이다. 대부분의 소프트웨어를 가지고 내가 아주 특이한 환경에서 특이한 작업을 할 일은 없으며, 누군가 이미 써보고, 검증을 해놓은 것이 아니면 내가 직접 쓰는 일은 자제한다는 원칙이 있기 때문이다."

lazy는 게으르다는 뜻이다. '게으르다' 이 얼마나 적절하고 절묘한 표현인가? 토양체질의 반대라면 수양체질을 떠올려야 마땅하겠지만 우리가 주목해야 할 것은 골라잡는 행위 자체이므로 어답트(adopt)에 있어서만은 토양체질의 대척점에 수양체질을 세우는 것은 적절하지 않다. 이르던 게으르던 어쨌거나 '골라잡는 일'은 일어나야 하기 때문이다. 그렇다면 레이지 어답터들은 누구일까?

동에 번쩍 서에 번쩍 오지랖 넓게

한민족은 토양체질이 많다. 그래서 토양체질의 특징을 표현한 속담도 많다.

권도원 선생은 토양체질이 급한 것이 가장 염려스러웠던 것 같다. 그래서 토양체질에게 주는 섭생표의 앞머리에 "당신의 건강은 조급한 성품과 직결되므로, 항상 여유 있는 마음으로 서두르지 않는 것이 건강법입니다"라고 썼다. 우물가에 와서 숭늉 내 놓으라는 사람이 자주 보이고, 동에 번쩍 서에 번쩍 오지랖 넓게 온 동네 다 참견하고 다니고, 시집도 가기 전에 기저귀 마련하려고 하니 말이다.

또 호기심은 과한데 실천보다는 말이 먼저 앞서니 변덕이 죽 끓듯 해서 어찌 염려가 안 되겠는가. 자신의 집 안을 챙기는 것은 소홀히 하면서 남의 일이라면 발 벗고 나서니 개 못된 것은 들에 나가 짖는다는 핀잔을 듣게 되고, 호기심 때문에 험한 꼴을 한번 겪게 되면 겁이 많고 굉장히 소심해져서 '몹시 데면 회(膾)도 불어 먹는다'는 처지가 될 수도 있다.

토양체질의 겁과 의심

토양체질의 겁(怯)은 이중적이다. 그들의 평소 행동을 보면 겁이 없는 것 같다. 대책도 없이 이리저리 도전하고 저지르고 일을 벌이고 비싼 물건을 산다. 생소한 것에 호기심이 먼저 동하고 일단 겁은 없다.

그런데 어떤 것을 겪고서 된통 혼이 나면 그와 비슷한 것들에 심하게 겁을 품게 된다. 어릴 때 굵은 주사기로 예방주사를 맞았는데 그때의 고통 경험으로 뾰족한 물건이라면 모두 공포를 가지게 되는 것처럼 말이다.

건강염려증이 있는 사람은 의사를 쇼핑한다. 그 사람이 자신이 병을 진정으로 고치고 싶은 생각이 있는지 의심이 들 정도다. 의사를 만나 자신의 독특한 증세를 선전하고, 또 다른 유명한 의사의 각별한 지식을 전수받는다. 그것이 점증적으로 반복된다. 그래서 그의 지갑에는 대학병원의 유명한 교수 명함이 쌓여 간다.

건강염려증을 가진 토양체질의 바탕에는 겁과 의심이 있다. 자신이 가진 사소한 증상이 자신의 생명에 지장을 주지는 않을까 겁이 나는데, 유명한 의사들을 찾아가도 그것을 속 시원하게 해결해주는 의사는 만나지 못하니 의심이 싹트고 점점 커지는 것이다.

고등학교 동창생의 어머니께서 보약을 지으러 오셨다. 토양체질이라 녹용을 넣어서 해드리겠다고 했다. 약값을 지불하셨는데 가지를 않는다. 왜 그러시냐고 했더니 약 지어서 달이는 것을 보고 가신다는 것이다. 녹용을 제대로 넣는지 확인하자는 뜻이다. 그래서 약을 오늘 지어서 탕전기에는 내일 아침에 넣을 거라고 했더니 그럼 다음날 아침에 오시겠다는 거다.

진짜 오실까 했더니 한의원 문을 열기도 전에 미리 오셔서 기다리고 있었다. 내가 녹용을 넣어 지은 약을 탕전기에 넣고 뚜껑을 덮고 전원을 켜는 장면까지를 모두 확인하신 후에 가셨다. 자신의 아들 친구라고 믿는다고 오신 거고, 모친께서 머물던 따님 집에서 내 한의원까지 쉽게 오고 갈 가까운 거리도 아니었다. 녹용 때문에 굳이 하룻밤을 더 자고 가신 것이다.

아들의 친구를 믿은 것이 아니라 끝까지 의심한 것이다. 이것이 토양체질이 가진 염려이고 의심이다.

산모가 미역을 먹는 이유

애기를 낳은 후에 몸이 빨리 회복되라고 미역국을 먹는다. 이게 우린 전통이고 좋다고 하니 별다른 생각 없이 그렇게 한다.

산후풍은 산모(産母)에게 생기는데 몸에 오한이 들면서 관절이 시리고 아픈 병증이다. 그런데 미역국이 산후풍을 일으키는 원인이라면 어떻게 하겠는가? 아마도 대중은 믿지 않을 것이다.

포유동물이 출산하는 장면을 떠올려 보자. 새끼가 태어나면 어미가 제일 먼저 어떤 행동을 하나. 마치 제 새끼가 사랑스러워서 쓰다듬어 주는 듯이 어미는 혀로 새끼의 온몸을 핥아준다. 사람들은 그것이 어미의 사랑 표현이라고 해석하기도 한다. 하지만 사실은 사랑과는 별 관계가 없다. 어미는 새끼의 몸에 묻어서 함께 나온 자기의 태반을 먹고 있는 것이다.

인류도 예전에는 그렇게 했을 것이다. 그런데 문명이 발전하면서 직접 태반을 먹는 것이 금지되었다. 그래서 태반을 대체할 물질을 찾다가 미역을 선택했던 것이다.

미역은 토성(土性)이 강하다. 그래서 8체질 중에서는 토 기운을 약하게 타고 난 수양체질과 수음체질, 그리고 목양체질에게 이로운 음식이다. 그러니 이 세 체질과 반대 되는 내장구조를 지닌 토양체질, 토음체질, 금양체질이 미역을 먹으면 위(胃)에 열이 생긴다. 그리고 장기간 섭취하게 되면 해당하는 체질의 내장구조가 불균형이 심해져서 질병을 유발하게 되는 것이다.

우리 한국 사람은 토양체질의 비율이 높으니 미역 때문에 산후풍이 생기는 산모들도 상당히 많을 것이다. 보통은 여름철에 애기 낳고 바로 찬물 목욕을 한다던지 하는 부주의로 몸에 찬 기운이 들어와서 산후풍이 생겼다고 알고 있다. 하지만 토양체질은 오래도록 미역을 먹어서 위열을 과도하게 발생시킨 것이 직접적인 원인이다.

훈련된 친절과 우러나는 친절

서비스업계 뿐만 아니라 전반적인 사업 영역에 걸쳐서 친절이 대세다. 고객 만족이 경영개선과 직결되므로 경기가 침체된 시기에는 더욱 그렇다. 의료계라고 예외는 없다. 환자 앞에서 고압적인 태도로 군림하던 의사의 시대는 갔다. 전문가들이 독점하던 깊은 지식도 이제 원클릭 투클릭으로 누구나 쉽게 접근할 수 있는 세상이 되었다.

의료인을 위한 체질학교 심화반을 진행하면서 수강자들에게 주위에서 수양체질을 찾아보라는 숙제를 냈다. 부산에서 오는 박OO 선생이 자신이 학부시절에 선배의 한의원에서 만났던 분에 대해서 보고했다.

일처리가 그렇게 꼼꼼할 수가 없다. 행동 하나하나 말 하나하나가 서비스 교본에 나올만한 분이다. 국민은행에서 서비스교육을 하면 이분이 사원 대표로 나와서 늘 교육을 담당했다고 한다. 집에서 잔뜩 스트레스를 받고 나와도, 혹시 환자가 아무리 대책 없이 대들어도 일하는 순간만큼은 신기하게도 친절하고 똑 부러지게 응대한다. 그러다 점심시간엔 뒷담화를 할지언정, 일하는 순간만큼은 완전 프로이다.

돈 계산이 틀리거나 하는 법도 없다. 원장님께 보고할 일이 있으면 제대로 서식을 만들어서 아주 체계적으로 보고를 한다. 이른바 책잡힐 일은 절대 하지 않는다. 그리고 일에서 서투르다거나 못 한다는 얘기를 듣는 것을 병적으로 싫어하는 것 같았다. 무슨 경쟁이 붙으면 절대 지려고 하지 않는다.

그리고 병원 얘기를 많이 했는데 그때마다 권위자에 대한 얘기를 많이 했다. 조금 유명하지 않은 사람을 말하면 약간 깔보는 느낌도 들었다.

그리고 자기 가족에 대한 애착이 대단했다. 딸의 건강과 행동에 대해 늘 상담을 해줘야 했다. 그러다가 나중에 고교생 딸을 만나고 나니 생각 했던 것보다 훨씬 건강했던 것이다. 자기 울타리 안의 관계에 대해서는 과장이 심하다는 것을 알았다. 또는 실제보다 더 심각하게 생각한다고 볼 수도 있다.

그런데 어린 시절엔 아주 소극적이며 말 한마디 제대로 못할 정도로 내성적이었다고 한다. 사회 관념에 있어서는 보수적이다. 그러다가 나이가 먹고 사회생활 하면서 자기만의 목소리를 내게 되었다. 말투를 보면 그리 딱 부러질 수가 없다. 차가운 느낌도 든다. 그러면서도 자기 자식들에게는 간과 쓸개도 빼 줄 정도로 헌신적이다.

박 선생은 이 사람이 수양체질 같다는 것이다. 그러나 이 보고로부터 받은 내 느낌은 다르다. 토양체질이거나 목음체질 같다. 수양체질이 친절 하지 않다는 것이 아니다. 충분히 친절할 수 있다. 그렇지만 그가 가진 친절이 훈련에 의한 것인지 속에서 우러나오는 것인지 구별할 필요는 있다.

출근길에 광명사거리역 정류소에서 G BUS를 탄다. 경기도 버스 안에는 동영상이 나오는 모니터가 설치되어 있다. 그다지 집중해서 보지는 않는데 버스 안에서 시선 두기가 마땅하지 않아서 그냥 멍하니 쳐다보기도 한다. 그런데 어느 날 흥미로운 내용이 있었다.

내셔널지오그래피 채널의 프로그램이다. 웃는 표정을 짓고 있는 같은 사람의 사진 두 장을 함께 보여주면서 어느 쪽이 진짜로 웃는 얼굴인지 맞혀보라는 것이다. 언뜻 볼 때는 두 사진이 거의 같다. 그런데 나는 그런 거에는 눈치가 좀 빠른 편이라 사진이 네 컷 정도 지나갔을 때 알아차릴 수 있었다. 독자들께서도 한번 상상해보시라.

사람의 얼굴 표정을 거짓 감정 상태로 꾸며서 드러낼 수는 있을 것이다. 하지만 절대로 일부러는 만들어 낼 수 없는 부분이 있다는 것을 그날 그 영상을 보면서 알게 되었다. 그것은 바로 눈이다. 나는 화면에 나온 두 장의 사진에서 눈을 집중해서 보았다. 그러니 쉽게 답이 보였다. 옛말에 눈은 마음의 창이라고 했는데 그 말이 진리다.

눈과 관련한 감각이 발달한 체질은 토양체질이다. 토양체질은 특히 색채 감각이 뛰어나다. 그리고 얼굴에서 눈빛이 유난히 반짝거린다. 영화배우 이병헌을 떠올려보면 쉽게 이해할 수 있다. 그는 친절하고 눈이 늘 반짝거린다. 그게 영화배우 이병헌의 장점이자 매력이다.

친절함이란 내향성이라기보다는 외향적인 표출이다. 그러니 어떤 사람이 외향적인 기질을 지녔다면 그가 나타내는 친절은 내향적인 사람이 드러내는 친절보다는 좀 더 자연스러울 것이다. 그리고 행동과 표정에서 그의 친절함이 상대방에게 잘 전달될 것이다. 특히 눈빛이 그러할 것이다.

설령 친절하게 대하기가 싫은 상대이고, 자기의 감정 상태가 그런 기분이 아닌데도 애써 꾸며서 친절하게 보여야 한다면 어떨까. 본디 친절할 수 있는 체질적인 조건을 가진 사람이 그렇지 않은 사람보다는 좀 더 자연스럽게 꾸며진 친절함을 보여줄 것이다.

친절할 수 있는 체질적인 조건을 타고 난 토양체질이 보여주는 친절함의 요소는 다른 사람을 배려하는 마음, 남을 위해 봉사하려는 태도, 그리고 특히 친절한 눈빛을 꼽을 수 있다. 이것이 다른 체질은 갖지 못하는 토양체질의 덕목이다. 친절한 행동과 태도는 훈련할 수 있지만 가슴에서 우러나는 친절한 마음은 훈련하기가 힘들기 때문이다.

토양체질의 특징

체격	가슴이 발달했다. 역삼각형이다.

감정 성품 성향 태도	급하다. / 허풍이 심하다.
	호기심이 많다. / 실속이 없다.
	오지랖이 넓다. / 변덕이 심하다.
	사교적이다. / 말실수가 잦다.
	예민하다. / 경솔하다.
	봉사심이 있다. / 뾰족한 물건에 공포가 있다.
	외향적이다. / 엉덩이가 가볍고 활동적이다.
	낙천적이다. / 뒷마무리가 안 된다.
	솔직하다. / 친절하다.
	직설적이다. / 거짓말을 잘 한다.
	자기 표출적이다. / 과장한다.[엄살이 심하다]

| 기호 취미 | 신품과 고급품을 선호한다.[early adopter] 화려한 것을 좋아한다. 미식가이다. 식욕이 좋다. 잘 먹는다. |

| 신체 질병 | 소화력이 좋다. 하체보다 상체가 발달했다. 골반이 빈약하다. 건망증이 있다. 눈이 반짝거린다. |

신체 질병	별다른 이유 없이 불임이 된다.		
	저혈압이면 좋다.		
	발이 빠르다.		
	건강 상태가 나빠지면 겁이 많아지고, 의심이 잘 생긴다. [건강염려증]		
재능	말솜씨가 좋다. 재치가 있다.	방송	아나운서, MC, 쇼핑호스트
	발이 빠르다. 순발력이 있다.	체육	단거리 달리기, 넓이뛰기, 축구
	헌신적이다. 낙천적이다.	사회	봉사단, 선교사
	색채감각이 좋다. 표출적이다.	직업	화가, 패션디자이너, 기계제작
	손재주가 좋다.		영업직, 시장 개척
위험 질환		불임증	
		당뇨병	
		백반증	

체질과 사기꾼의 세계

어수룩한 사회는 사기꾼을 키운다.

제천에서 개원하고 있을 때, 금성면에서 오시던 환자분의 증언이다. 어느날 마을의 스피커가 웅웅 울린다.

"고명허신 선상님이 서울서 오셨는디요. 목사님 댁에 머무시면서 불쌍헌 우리 촌무지렁이들을 치료해 주신다고 헙니다."

좁은 교회당은 금세 환자들로 가득 찼다. 용허다는 의원 양반 옆에 선 남자가 외쳤다.

"여러분 이것이 뼈 보는 기곕니다. 관절이 아프신 분들은 여기 이 기계로 뼈를 봐 드립니다."

"저것이 엑수뢰이 기곈가!"

"뼈가 보인다네!"

"워메 저것 봐 뼈가 보이네?"

"용허네 용허, 내가 관절염이랴. 턱 보고 알아뿌네 그랴."

"퇴행성이랴, 지난번에 제천 갔더니 정형외과 의사가 그러더만. 이 분덜은 용허네 사진도 안 찍고 아네."

"저 의원 양반이 미국서 직접 갖고 들어온 기계랴."

"탁 비추니 그냥 보이네."

"나는 오십견이래. 견이 어깨여? 내가 오십은 쫌 넘어섰는데 왜 오십이래?"

"아따 이 사람, 병 이름이 오십이라는 거여!"

힘든 농사일 하시는 분들이 관절통 없는 분이 어디 있으랴. 아무튼 그 의원 양반 뼈 기계로 열심히 진찰을 하고는 약은 까만 환약을 내밀었다. 겉이 참기름 바른 듯 매끈거렸다. 추가로 보약을 신청한 환자들은 보람 있게 카드를 긁었다.

"의원님은 의사자격쯤도 있고 한의사찜도 있나벼."

"긍게 용허지 달리 용허? 아까 준 알약 먹었더니 금방 안 아픈 거 같어."

고명허신 선상님은 서울에만 있어도 충분히 바쁠 것이다. 환자를 찾아 일부러 시골 동네에 나타날 필요가 없다. 바람잡이의 말솜씨와 선물로 목사님과 이장을 구어 삶은 그들은 그렇게 한 탕 해먹고 다시 찾아오지 않았다. 그들이 팔고 간 환약에는 독한 소염진통제가 섞여 있다. 나는 그 기계가 휴대용엑스레이 진단기라는 것을 나중에 알았다. 바람잡이가 기계를 보이면서 사람들을 현혹하면 근엄하게 생긴 가짜 의원 양반이 약을 팔고 보약을 권하는 식이다.

바람잡이는 토양체질이 어울리고, 근엄한 가짜 의사 역할은 목양체질이 했을 것이다. 단 번에, 한 방에 해결하려는 사회는 사기꾼을 키운다.

솔직과 홍안

약과 친하지 못하고
매운 음식에 못견디는
토음체질(土陰體質)
GASTROTONIA

토음체질은 희소하지 않다가 나의 개념이다. 보통 체형이 아담하고 태도가 차분해서 소음인처럼 보인다.

질병도 아닌데 얼굴이 좀 붉은 경우가 있다. 솔직하고 직설적이면서도 좀처럼 흥분하지 않는다. 이야기가 장황한데 끝까지 같은 톤이다.

페니실린 말고도 모든 약에 부작용이 잘 난다. 약을 오래 먹지 못하는 경우가 많다.

토음체질은 희소하다?

8체질의학계에서 토음체질은 뜨거운 감자다.

동무 이제마 선생이 『동의수세보원』에서 '태양인이 희소하다'고 하였다. 이에 따라 주류 사상의학계에서는 이를 경전 구절처럼 그대로 믿고 따르고 있다. 학술대회에 가도 발표자들이 사례 발표를 할 때, 거리낌 없이 '태양인은 희소하므로 제외합니다'라고 말하며 다른 사례로 바로 넘어가버리고 만다. 이런 오해가 언제 깨뜨려질지는 알 수 없는 일이다.

8체질론에서도 비슷하다. 창시자 권도원 선생이 '토음체질은 희소하다'고 규정했다. 그러니까 권도원 선생의 이론을 무조건 숭배하는 사람들은 토음체질을 찾아낼 생각 자체를 하지 않는다. 권도원 선생은 스스로 토음체질에 대한 자료를 축적하지 않았다. 대중 칼럼이나 강연에서도 토음체질에 관한 내용은 '희소하다'와 '페니실린 중독' 정도 밖에는 없다.

그런데 8체질론에 근거해서 임상하는 8체질 임상의들이 늘어나고 그들에게 경험이 쌓이면서 토음체질은 희소하지 않다는 의견들이 표출되기 시작했다. 동무 선생은 「사상인변증론」에서 보통의 소양인과 다르게 체형이 아담하고 외형은 흡사 소음인처럼 생긴 소양인이 있다고 했다. 모든 토음체질이 아담하게 생기지는 않았지만 이 언급은 토음체질에 대한 중요한 단서이다.

권도원 선생의 견해대로 토음체질이 20만 명 중 한 명 꼴로 분포한다면 인구가 4천만 명이라면 토음체질은 겨우 200명 정도가 있는 셈이다.

우리 한민족의 대표적인 특징이 역동성이다. 이명박정부 시절에는 정부의 구호가 다이나믹 코리아(Dynamic Korea)였다. 이는 우리 민족의 구성원 중에 토양체질이 아주 많다는 증거이다. 이들은 호기심이 많고 낙천적이며 변화를 두려워하지 않는다. 부산지역에서 8체질 임상을 하는 임상의 한 분은 자신에게 오는 환자들의 70%가 토양체질이라고 주장하는 경우도 있다. 그리고 다른 임상의들 다수도 토양체질이 다른 일곱 체질을 제치고 구성 분포 1위라는데 동의하고 있다. 물론 지역에 따라 분포비율의 수치에 차이는 있을 것이다.

다음으로 많이 분포하는 체질은 내 경우에는 목양체질이라고 생각한다. 인구 분포에서 토양체질과 목양체질이 많다면 두 체질이 만나서 결혼을 하는 확률도 높아질 것이다. 8체질의 유전법칙에서 보면 이 두 체질이 만나 결혼을 하면 자녀는 네 가지 체질이 태어날 수 있다. 목양체질과 목음체질, 그리고 토양체질과 토음체질이다. 그리고 토양체질이 여타의 체질과 결혼을 하면 역시 토양체질과 토음체질은 어김없이 태어난다. 이렇게 태어난 토음체질이 다른 체질과 결혼하면 또 토음체질을 낳을 수 있다.

우리 한민족의 경우만 본다면 토음체질은 희소해질 이유가 전혀 없는 것이다. 역사 속에서 정기적으로 토음체질만 몰살시키는 전염병이 돌고 있는 게 아니라면 말이다.

토음체질 모델

지금 성남시 분당구에서 개원하고 있는 이미승 선생은, 외국에 공부하러 가는 남편을 따라 가서 아이를 낳았고 조금 머무르다가 왔다. 귀국해서도 잠시 잠깐씩 일을 했지만 아이를 키우느라 자신의 한의원을 개원한 것은 동기들보다 늦었다. 한의사면허증이 장롱 속에서 묵었던 시간들이 꽤 있었던 것이다. 근래에는 나이는 먹어 가는데 과연 어떤 한의사가 되어야 하는지 방향을 잡기가 어려웠다고 했다.

의료인을 위한 체질학교 심화반에서 자신을 소개하는 시간이 있었다.

평생 위장 장애를 앓은 기억은 별로 없어요. 고등학교 때 변비가 좀 있는 정도였고요. 스트레스를 잘 안 받는 성격이라 머리가 아팠던 적도 별로 없어요. 뭐 이비인후과 질환도 거의 없었습니다. 참 건강하게 살아 왔네요. 그런데 청소년기에는 여드름이 많이 났습니다.

아이들에게 잔소리가 많은 편이고 다그치는 편인 것 같아요. 밖으로는 오지랖이 넓어요. 저는 비밀이 없고 솔직합니다. 너무 정직하게 말을 해서 하고 난 다음에 슬슬 후회하는 편입니다. 그리고 나를 희생하고서라도 남에게 편의를 주고 도움을 주려고 쓸 데 없이 애씁니다. 솔직하니까 비판적인 경향도 강하다고 볼 수 있습니다.

남에게 부탁하거나 아쉬운 소리 잘 못하고 아부하는 거 잘 못 합니다. 그리고 속상한 것을 마음에 오래 담지 못합니다. 남편하고 싸우고도 잘 잡니다.

야채를 많이 먹으면 변이 편해지는 것 같습니다. 가끔 이유 없이 변이 시원치 않을 때가 있는데 변을 시원하게 보고나면 기분이 상쾌합니다.

이미승 선생은 토음체질이다. 소화기가 강하고 낙천적이고 솔직하고 오지랖이 넓고 희생적이고 비판적이며 아부는 잘 못하는 사람이다.

오줌싸개 청년

김OO 님은 공익근무 중인 25세의 남성이다. 2013년 2월 23일에 내원하였는데, 과민성 방광 증상을 호소하였다. 소변이 늘 불안해서 일상생활에 불편을 겪고 있고, 밤에도 실례를 한다는 것이다. 소변을 본 후에도 늘 덜 본 것 같은 기분이 든다는 것이다. 스물다섯의 청년이 이런 상황이니 보기에도 안색이 무척 어두웠고 21세 이후로는 우울증세도 있다고 했다. 고 3때 자퇴를 한 후에 검정고시를 거쳤고, 대학에서는 기계공학 전공이라고 한다.

초진에서는 이 청년이 가진 '내성적'인 경향에 집중했다. 하지만 결과적으로 이것은 섣부른 판단이었다. 초진에서는 수양체질로 보고 치료했는데 결과가 좋지 않았다. 세 번째 만났을 아버지를 진찰했는데 토양체질로 감별되었다. 모친의 체질로 보아서도 수양체질은 나올 수가 없다. 공익근무 중이라 주말에만 치료를 받을 수 있다. 세 번째 온 주(週)에는 밤에 오줌을 두 번이나 쌌다는 것이다.

세 번째 만남에서 이 청년을 토음체질로 감별하고 보니 환자가 지닌 증상과 성품이 비로소 이해되기 시작했다. 세 번째는 방광에 힘을 주는 치료를 했다. 3월 23일에 왔을 때는 1주일간 밤에 실례를 하지 않았다고 했다. 밤에 불안한 느낌도 덜 했다는 것이다. 3월 30일에 왔을 때, 그 주에 치킨을 먹고 설사를 심하게 했다고 한다. 물론 3월 9일에 처음 토음체질로 감별했을 때 닭고기에 대한 주의를 일러주었는데 너무 먹고 싶어서 먹었다는 것이다.

5월 18일까지 여섯 번을 더 치료했다. 토음체질로 감별한 이후에는 밤에 한 번도 실례하지 않았다고 한다. 하지만 불안한 기분은 아직 있다고 한다. 간혹 소변을 본 후에 조금 새는 경우가 있다는 것이다. 그래서 방광에 힘을 주는 치료를 했다. 총 열한 번 침 치료를 받았다. 얼굴도 밝아졌고 여유가 생겼으며 살도 쪘다. 체질 음식을 철저하게 지키고, 주 1회이긴 하지만 침 치료를 꾸준히 받는다면 자신감을 더 회복할 수 있을 것이다.

토음체질은 몸에서 가장 약한 곳이 방광이다. 그래서 소변 배출과 관련한 병이 생길 가능성이 많다.

위가 멈췄어요

안산에서 환자분이 오셨는데, 모 생협의 이사장님이란다. 아는 분의 소개로 내게 오긴 했지만 긴가민가한 태도다. 이 분의 주된 호소는 마치 자신의 위(胃)가 자주 멈춰서는 것 같다는 것이다. 음식을 먹어 식도를 통해 내려 보내면 위가 움직임을 탁 멈춘다는 것이다. 병원에 가서 내시경을 해도 별 이상이 없다고 하는데 엑스레이 촬영을 하니 위가 평균보다 조금 작다는 것이다.

한의원도 여러 곳을 다니면서 침도 맞고 뜸도 뜨고 한약도 먹어봤지만 효과를 본 적이 한 번도 없다는 것이다. 그래서 병원에서 자신의 위가 조금 작다고 했으니 다른 사람들보다 위가 더 힘이 없어서 소화를 못시키는 모양이라고 생각한다고 했다. 체형을 보니 금양체질인 것 같기도 했다. 금양체질도 육식이나 밀가루 음식을 즐기면 위가 편할 날이 없다. 그리고 양방 병의원의 치료나 일반 한의원의 치료에서 만족을 얻지 못하는 경우가 많다.

그런데 문진 중에 이 분이 "매운 것을 먹으면 그땐 위가 예민해져요. 속이 쓰리고 금방 설사가 나와요"하는 것이다. 한순간에 이 환자분의 위가 이해되었다. 전동베드에 눕히고 맥진을 해서 내가 추측한 체질을 확인한 후에 위가 편해지는 침을 놓았다. 명치끝이 시원하게 풀리는 기분이라고 했다. 체질 확인 삼아서 한약을 몇 봉 드렸다.

이 환자분은 토음체질이다. 토음체질은 8체질 중에서 위를 가장 강하게 타고난 체질이다. 그런데 위가 강한 토음체질이 이 분처럼 '자신은 위가 약하다'고 생각하며 지내는 경우가 많다. 토음체질의 위가 평균보다 작게 보이는 것은 위의 탄력이 좋기 때문이다. 위는 탄력 있는 근육으로 이루어져 있다. 탄력이 좋으면 좋을수록 수축력이 강하므로 위가 일을 하지 않을 때는 작게 보인다. 정반대 체질인 수음체질은 위가 탄력을 잃기 쉽고 배꼽 가까이까지 축 늘어져서 위가 하수되었다고 진단을 받는 경우가 많다.

나중에 자료를 정리하다가 토음체질인 분들이 이런 호소를 하는 경우가 많다는 것을 알게 되었다. 토음체질의 위는 수축력이 강한데 자신에게 맞지 않는 음식물이 들어오면 순간적으로 그것을 꽉 잡아버린다는 것이다. 그래서 이 환자분처럼 마치 자신의 위가 멈춘 것처럼 느끼게 된다. 그리고 매운 것은 토음체질의 위벽을 강하게 자극해서 위산 분비가 많아지고 위벽을 상하게 만든다. 토음체질이 매운 것을 즐기면 오래 버틸 수가 없다. 심심하고 담백하게 먹고 살아야 한다.

이 분은 이후에 몇 번 더 오셨고 내가 드린 토음체질 섭생표를 보면서 계속 고개를 갸웃거렸다. 생협에서 현미 열심히 먹자는 강좌도 열고, 근래에는 유기농 토마토도 자주 갈아서 먹었는데, 지금 자신의 머릿속이 얽힌 실타래 같아졌다는 것이다. 그런데 위는 그 어떤 때보다 편하다고 했다. 그리고 갔다.

내복약에 매우 까다로운 체질

의업에 나선 이후로 기억에 남는 '내 인생의 환자'가 세 분 있다.

한 분은 1997년에 8체질에 입문한 후에, 우연히 그분의 불면증을 치료한 계기로 체질침의 세계에 푹 빠지게 되었던 야식집 아주머니다. 세 번째 분은 업무 때문에 퍼마신 술로 간경화가 되어 복수(腹水)가 배에 가득 차서 생명의 끝을 바라보던 정○○ 씨다. 2011년에서 2012년까지 1년간 치료했고 완쾌되었다.

두 번째 분은 2009년에 처음 만났던 JYP다. 유명인과 이니셜이 같다. 이 분은 내게 오기 전에 권도원 선생에게 금음체질로 감별 받았고, 강남의 ○○한의원에서도 윤○○ 선생이 금음체질로 치료하였다. 나도 처음에는 금음체질로 시작했다. 그리고 토양체질과 금양체질을 돌아서 마지막에는 네 번째로 토음체질 섭생표를 주었다. 이 분을 치료하면서 비로소 토음체질에 대해 눈을 떴다. 그리고 토음체질이 보이기 시작했다. 이 분을 시작으로 2009년에 토음체질을 네 명 만났다. 그 중 세 명이 금음체질로 감별 받았던 경험이 있었고, 이 중 두 명의 감별자는 권도원 선생이었다.

미국 뉴욕에 있는 염태환 선생은 권도원 선생이 경희대학교 대학원에서 체질의학 전공으로 석사과정을 지도할 때 처음으로 학위를 받은 분이다. 염태환 선생은 『체질침진료제요』에서 "내복약에 매우 까다로운 체질"을 제시하였는데, 이 분류가 8체질에서는 토음체질이다.

8체질론에서 토음체질은 자료가 많이 쌓이지 않았다. 그러니 위에 염선생이 지적한 내용은 토음체질에 대해 아주 중요한 정보이다. 토음체질은 보통 페니실린이나 여타의 항생제에 부작용을 나타내는 경우가 많다.

그런데 자기 체질에 맞는 한약인데도 반응이 예민하게 나오는 경우도 있다. 2009년에 만난 네 분이 정도의 차이는 있지만 모두 그런 경향을 보여주었다.

JYP를 토음체질로 확정하기 전에 추정 단계였을 때, 배가 불편하다고 하여 소양인 형방사백산(荊防瀉白散) 두 봉을 주어 보았다. 약을 먹고 전화가 오는데 '그때까지 먹어보았던 어떤 한약보다 효과가 좋고 상쾌하다'는 것이다. 마침 권도원 선생도 토음체질에게 적합한 한약 처방으로 이 처방을 추천하였으므로 혼자 뿌듯해졌다. 나중에 토음체질로 치료하면서 한약을 먹고 싶다고 해서 별 고민 없이 이 처방으로 20일분을 주었다. 그랬는데 세 봉 쯤 먹다가 가스가 차고 영 배가 불편하다는 것이다. 결국은 세 봉을 끝으로 그 약을 먹지 못했다.

2009년 11월에 『학습 8체질의학』을 내고 염태환 선생에게 책을 보냈더니 선생은 위 책으로 답신을 주셨다. 나는 선생의 책을 꼼꼼하게 읽었다. 그러다 '내복약에 매우 까다로운 체질' 부분에서 JYP가 떠올랐다. 염태환 선생이 인식했던 것을 JYP를 통해서 배우게 된 것이다.

토음체질은 낀 체질

토음체질은 토양체질과 금양체질 사이에 있다. 그래서 토음체질은 토양체질과도 비슷하고 금양체질과도 닮았다. 토음체질의 내장구조는 토양체질보다는 금양체질 쪽에 좀 더 기울어 있다.

급한 것은 토양체질과 토음체질이 모두 급한데, 토양체질은 급한 것을 밖으로 표출해서 다른 사람이 알고 토음체질은 다른 사람이 알 수 없게 혼자서만 안으로 조급해 한다. 토양체질은 쉽게 흥분하지만 토음체질은 쉽게 흥분하지 않고 차분하다.

매운 것은 토양체질과 토음체질 모두에게 해롭다. 토양체질은 매운 것을 먹고 살 수 있지만 토음체질은 매운 것을 먹고 살지 못 한다.

금양체질과 토음체질은 모두 약을 장기간 복용하는 것이 부담이 된다. 그리고 오래도록 체질에 맞지 않는 음식에 시달렸을 경우에 만성 소화불량을 가지고 있는 경우가 많다.

토음체질의 특징

토음체질을 희소하다고 정의하는 바람에 토음체질에 관해 축적된 자료가 많지 않다. 그래서 토음체질을 규정하고 개념을 설정하는 것이 어렵다.

나는 2009년에 JYP를 만난 이래로 특별히 토음체질에 집중해서 자료를 모으고 환자들을 세밀하게 살폈다. 뒷면의 표는 그동안 내가 보았던 자료와 내가 만났던 토음체질 한의사들과 토음체질 환자들을 통해서 정리해 본 것이다.

이 자료를 바탕으로 토음체질에 관심을 가지게 되는 분들이 더 진보된 결과물을 많이 만들어주면 좋겠다.

신체	보통은 체격이 작다.
	마르고 여원 모습이고, 빼빼하고 가늘다.[특히 여성]
	상체[흉곽]가 발달하였고 허리 부위가 빈약하다.
	눈매가 날카롭다.
	입이 작고 입술이 얇다.
	피부가 부드러운 편이다.
	건강이 나빠지면 피부가 건조해진다.
	오목 가슴인 경우가 있다.
성격 성향 태도	강직하고 의리가 있다.
	솔직 담백하고 꾸밈[가식]이 없다.
	아부를 싫어한다.
	예민하고 급하다.
	재물보다는 명예가 우선이다.
	비판적이다.
	투기 성향은 없다.
	불의를 참지 못한다.
	차가운 분위기이고 쉽게 흥분하지 않는다.
	자신의 논리를 조목조목 표현을 잘 한다.
	남의 잘못을 쉽게 용서한다.
	봉사적이고 활동적이다.
	새 것에 대한 호기심이 강하다.[특정한 종류]
기호 재능	수줍음이 있다.
	오락과 투기에 소질이 없다.
	시각이 발달하였다.
	미술에 재능이 있다.
음식 약물 반응	약이나 음식의 부작용이 나기 쉽다.
	페니실린 쇼크의 경험이 있다.
	매운 것에 예민하다.
	식사를 규칙적으로 하지 않으면 좋지 않다.
	온수욕이 좋다.

음식 약물 반응	커피 마시면 예민하다. 좋은 반응 : 채식, 해산물, 돼지고기 나쁜 반응 : 사과, 귤, 수박, 인삼, 생마늘, 도라지, 미역, 김, 찹쌀, 현미, 닭고기 적합한 체질 처방 : 소양인 지황백호탕, 양격산화탕, 형방사백산
질병	소변빈삭이나 방광염이 잘 온다. 골반통이나 고관절 통증이 잘 온다. 컨디션이 나쁘면 대변이 가늘어진다.

다름을 알다

출근할 때 전철을 25분 정도 탄다. 몇 년 전에는 간혹, "객실 안의 온도가 높다는 요청이 있어서 냉방기를 가동합니다. 혹시라도 춥게 느껴지시는 분은 양해해 주시기 바랍니다" 이런 안내방송을 듣곤 했다. 이런 때는 종종 무더운 여름철인데도 군데군데 기침을 하거나 재채기를 하는 사람들이 있었다.

더운 날에도 나는 소매가 긴 웃옷을 걸쳐 입고 집을 나선다. 그리고 내가 늘 타는 맨 앞 칸에서도 중앙 좌석이 있는 공간으로 비집고 들어간다. 이 구역은 "이곳의 일곱 개 좌석은 다른 곳보다 바람의 영향이 적고 온도가 2℃ 높은 자리입니다(하절기)"라는 안내표식이 붙어 있는 공간이다. 만약 재킷도 입지 않고 이 구역이 아닌 다른 공간에서 머리 위로 떨어지는 찬바람을 계속 맞는다면 십 분도 버티지 못하고 여지없이 콧물과 재채기가 나오고 말 것이다.

나처럼 몸의 조건이 '다른 사람'을 위해 하절기지만 아예 냉방을 약하게 가동하고 있는 약냉방칸이 있다. 이건 우리나라 전철회사의 독창적인 생각이 아니라 일본의 사례를 보고 배운 것 같아 좀 씁쓸하긴 하지만, 그래도 이제는 우리 사회가 서로의 다름에 대해 인식하고 주의를 기울이고 있다는 좋은 증거일 것이다.

목요일 저녁에는 우리 조합에서 체질학교를 열고 있다. 어제는 강의 중에 토양체질과 닭의 관계에 대해 얘기하면서 엇길로 잠시 새어 옻닭과 뱀닭 얘기를 꺼냈다. 문득 예전에 속리산 자락 어딘가에서 뱀닭을 키우는 농장을 소개한 TV 방송을 본 기억이 났던 것이다. 머리 부분의 털이 모두 빠져서 마치 대머리 독수리 같은 형상을 가졌던 대머리 닭들의 모습이 아직도 생생하다.

옻닭과 뱀닭은 고 김일훈(金一勳)이 자신의 책에서 소개한 것이다. 옻닭은 닭에게 옻나무 껍질을 먹여 키우고, 뱀닭은 인삼 가루와 옻나무 껍질을 먹이고, 뱀의 사체를 먹고 자란 뱀구더기를 닭이 쪼아 먹도록 한단다. 닭은 본디 토성(土性)을 지녔다. 인삼과 옻나무, 뱀 또한 토기(土氣)가 강하니, 닭이 이것들을 먹고 본의 아니게 제 속에서 강해진 토 기운을 감당하지 못하여 털이 빠지게 된 것은 당연한 이치다.

우리 조합의 전무이사는 나와 만나기 전엔 여름에 늘 삼계탕을 즐겼다고 한다. 오래 즐기다보니 삼계탕이야말로 지친 자신을 일으켜 세우는 훌륭한 보양음식이라고 믿고 있었다. 굳이 이분의 경우가 아니라도 한반도의 삼복을 지배하는 대표 메뉴는 삼계탕이 아닌가.

그런데 아차차, 닭을 먹어서 전혀 이로울 일이 없는 사람들이 우리 주변에는 너무도 많다. 이롭기는커녕 그분들에게 닭은 음식이 아니라 해로운 독이다. 인삼도 그렇고, 옻도 그렇고, 뱀도 그렇다.

우리 전무이사는 나와 만나 자신의 체질을 알고 체질대로 먹는 방식에 관심을 기울인 결과, 이제 닭죽을 먹으면 바로 설사를 할 정도로 몸이 예민해졌다. 자신이 다른 사람들과는 '다르다'는 것을 자각하게 된 것이다.

과묵과 관대

속을 알 수 없는 포커페이스인
목양체질(木陽體質)
HEPATONIA

열길 물속은 알아도 한길 사람 속은 모른다고 했는데 이는 목양체질에게 해당하는 말이다. 목양체질은 본디 과묵하기도 하거니와 좀처럼 자신의 감정을 얼굴에 드러내지 않는다. 그래서 음흉하다는 소리를 듣는다.

홍콩 무협영화의 전성기를 이끌던 배우 중에 홍금보가 있다. 그의 얼굴이나 체형처럼 목양체질은 둥글둥글하고 인상이 부드럽고 성품은 너그럽다. 모든 것을 넉넉히 품어주는 너그러움이다.

현실적이면서도 투기성이 있어서 사업에 재능이 있다. 예술 방면에는 어울리지 않는다.

아침마당에 나온 조경환 씨

예전에 호랑이선생님 역할로 많은 아이들을 즐겁게 해주었던 탤런트 조경환 씨는 고인이 되었다.

만약 아침마당이라는 TV 토크 프로그램에 조경환 씨가 나왔다고 가정을 해 보자. 사회자와 마주 앉은 조경환 씨가 늘 가지고 다니면서 그의 무릎 위에 올려놓은 물건이 있다. 무엇일까?

그것은 바로 손수건이다. 조경환 씨를 알고 있는 사람들이라면 그분이 왜 손수건을 자기고 나왔는지 잘 알고 있다. 방송국 스튜디오의 조명 때문에 녹화장이 좀 덥기도 하겠지만 조경환 씨는 손수건으로 연방 땀을 닦아내느라 바쁘다. 그렇다고 사회자가 곤란한 질문만 계속 던지고 있는 것도 아닌데 말이다.

조경환 씨가 시도 때도 없이 땀을 많이 흘리는 것은 그의 체질 때문이다. 목양체질은 본디 땀이 많은 체질이다. 그리고 건강하면 건강할수록 땀을 많이 흘린다. 혹시라도 목양체질이 평소에 땀을 잘 흘리지 않는다면 그의 건강이 위험한 상태에 있다고 볼 수 있다. 목양체질이 땀을 많이 흘리는 것은 건강하다는 뜻이다. 가벼운 몸살이 왔거나 습기가 많아서 몸이 찌뿌둥할 때 땀을 시원하게 빼고 나면 약이나 다른 치료 없이도 몸이 상쾌해진다.

여름철이 오기 전에 진료실에 찾아와서 이런 상담을 하는 분들이 종종 있다. '우리 애가 여름만 되면 땀이 너무 많아서 걱정이 많아요. 땀 좀 안 흘리게 약 좀 지어주세요.' 그래서 대강의 특징을 물어보거나 아이를 오라고 해서 보면 목양체질인 경우가 많다. '이 아이 땀구멍을 막으면 큰일 납니다' 하고 약 먹일 필요가 없다고 설명해 준다.

목양체질은 속열이 많아서 이를 땀을 통해서 해소시켜주어야 한다. 만약 땀으로 열을 발산하지 못한다면 속으로 열이 쌓여서 큰 병을 만들게된다.

체질과 재능

체질에는 많은 정보가 담겨 있다. 성격, 재능, 기호, 음식, 질병, 직업 그리고 궁합 등이다.

아직 장래를 결정하지 않은 나이라면 체질 정보가 많은 도움을 줄 수있다. 그래서 나는 진료실에서 상담할 때나 체질학교에서 강의를 할 때 이점을 강조해서 말한다. 사실 나 자신은 평소 관심이나 재능에 맞지 않는학교에 진학했고 그런 직업을 갖고 살아왔다. 그것은 어떻게 할 수 없는내 삶의 조건이었다.

2011년에 중학교 1학년짜리 여학생을 만났다. 엄마가 먼저 치료를 받으러 왔고, 이 학생은 월경불순을 치료하러 왔다. 치료를 마치고 다음에 올 스케줄을 정하려고 하는데 토요일에는 레슨을 받고 있다는 것이다. 궁금해서 무슨 레슨이냐고 물었더니 성악 레슨이란다. 예술고등학교에 입학하려고 그런다는 것이다. 6학년 10월부터 레슨을 받고 있다고 했다. 순간 나는 가슴이 답답해졌다.

함께 온 엄마도 이 학생도 목양체질이었던 것이다. 다음에 치료하러 왔을 때 아이를 먼저 내보낸 후 엄마에게 단도직입적으로 물었다. '따님이 성악에 재능이 있다고 생각하십니까?' 엄마는 고개를 가로저었다. 그러면서 딸아이가 워낙 노래 부르는 걸 좋아해서 말릴 수가 없다는 것이다. 그래서 내가 총대를 메기로 했다.

그 다음에 다시 왔을 때 이 학생에게 말했다.

'너 핸드폰 있지?'

"예, 그럼요."

'선생님이 네가 노래 부르는 거 너무 보고 싶어서 그러니까 레슨 받는 거 핸드폰으로 좀 찍어 오거라.'

그날 오기 전에 엄마랑 무슨 얘기가 있었는지 이 아이가 눈치가 좀 빨랐다.

"싫어요."

그러면서 금세 눈물이 그렁그렁해진다.

그렇게 가고는 오지 않았다. 나중에 엄마가 혼자 온 적이 있어서 물었더니 레슨을 그만두었다고 했다. 목양체질 여성은 목소리가 곱다. 그리고 초등학생이 학교에서 부르는 노래는 그리 어렵지 않다. 목소리가 고우니 친구들이 좋다고 했고 자꾸 부르게 되면서 성악가가 되겠다는 꿈이 생겼던 것이다.

어릴 적 장래희망이야 설령 그것이 우주대마왕이라고 해도 심각하지는 않다. 하지만 장래희망이 성악가이고 그래서 예술고등학교에 가야한다는 중학교 1학년이라면 차원이 다른 문제다. 그리고 예술 분야와 전혀 어울리지 않는 체질이라면 손수 도시락 싸가지고 다니면서라도 말려야 한다. 그것이 대중에게는 아주 생소한 학문인 8체질론을 공부한 지식인의 도리라고 믿는다.

건강 검진을 받고 병든 사람의 길로

요즘은 직장에서 건강검진을 정기적으로 받고 국민건강보험을 통해서 건강검진을 받을 기회가 있다. 평소에 별다른 이상도 없이 건강하게 잘 지내던 어떤 사람이 건강검진을 받으러 검진기관에 가서 혈압을 재니 고혈압이라고 나왔다.

의사는 마침 잘 되었다는 투로, '당신 혈압이 높으니 오늘부터 당장 혈압 내리는 약을 먹어야 합니다' 하고 말하고 추가적으로 음식에 대한 주의를 줄 것이다. 육류나 기름진 음식을 삼가고 야채를 충분히 먹으라고.

이 사람은 평소에 자신이 혈압이 높은지 낮은지 생각하지도 않고 잘 살아왔고 건강에도 별 이상이 없었다. 그런데 이제 의사의 말을 잘 따르겠다고 하며 혈압약을 처방 받아서 복용하면서 푸성귀를 열심히 먹어야겠다고 작정했다. 이 사람이 목양체질이라면 그는 이전에 건강하던 삶과는 반대의 길로 걸어가게 된 것이다.

혈압강하제를 복용하면서 푸성귀를 열심히 찾아 먹었다. 그러면서 그는 이유 없이 피곤해지고 피부가 거무튀튀해지기 시작한다. 좀 더 시간이 지나면 매사에 의욕이 없어지고 우울해진다. 더 심각한 상태에 이르면 헛것이 보이고 헛소리가 들린다. 그러면서 남들은 모르는 이상한 냄새가 난다고 소란을 피운다. 환각증이 생긴 것이다. 이제 가족들이 이 사람을 어떻게 하겠는가? 신경정신과에 데리고 간다.

몸과 마음이 멀쩡했던 사람이 건강검진을 받고 의사의 지시를 잘 따르는 바람에 어느날 정신병자가 되고 만 것이다. 우리 한국사회는 목양체질의 분포 비율이 비교적 높다. 이것은 아주 심각한 문제이다. 목양체질인 사람이 건강에 대한 관심이 높을수록 이런 위험에 빠질 확률 또한 높아지니 더 큰 문제이다. 아이러니가 아닌가.

8체질 중에서 목양체질은 보통의 혈압보다 좀 높은 고혈압인 것이 건강한 상태이다. 병원에 가면 '당신은 본태성고혈압입니다' 하는 사람들이다. 일반적으로 수축기혈압은 150mmHg, 이완기혈압은 100mmHg 정도면 좋다. 반면에 금양체질이나 토양체질은 수축기혈압 120~130mmHg, 이완기혈압 80~90mmHg 정도보다는 좀 낮은 것이 좋다. 목양체질에게는 고혈압인 것이 좋고, 금양체질이나 토양체질에게는 저혈압인 것이 좋다는 것이다.

갈수록 의사들이 고혈압의 기준을 점점 낮게 보려는 경향이라고 하니 목양체질에게는 문제가 더 심각하다. 건강한 삶을 위해 병이 생기기 전에 미리 의사를 만나 몸의 상태를 점검한다는 것이 도리어 병든 사람의 길로 빠지는 결과를 초래하고 마는 것이다.

김탁구는 무슨 체질이어야 할까

탤런트 윤시윤과 주원이 대결하는 인물로 나왔던 드라마 「제빵왕 김탁구」가 있다. 극 중에 나온 김탁구의 재능은 무엇일까. 바로 냄새 맡기다. 빵 반죽이 발효되면서 내뿜는 냄새 중에서 빵으로 만들었을 때 가장 맛있는 반죽 상태의 냄새를 김탁구가 기가 막히게 알아맞히는 것이다.

다른 사람은 잘 맡지 못하는 냄새를 맡는 것이 김탁구의 능력이고 재능이라면 이것은 김탁구의 체질과 관련 있다는 뜻이다. 사상인의 구분을 말한 이제마 선생은 사람의 감각기관을 사상인의 특성으로 연결시켰다.

귀(耳), 눈(目), 코(鼻), 입(口)에 폐(肺), 비(脾), 간(肝), 신(腎)을 대입하였다. 여기에 나온 폐비간신은 사상인에게서 각각 가장 강한 장기이다. 즉 태양인은 폐가 소양인은 비가 태음인은 간이 소음인은 신이 가장 세다. 또 폐는 태양인을 비는 소양인을 간은 태음인을 신은 소음인을 상징한다.

태양인은 폐가 가장 세고 귀의 능력이 발달했다. 소양인은 비가 가장 세고 눈의 능력이 발달했다. 태음인은 간이 가장 세고 코의 능력이 발달했다. 소음인은 신이 가장 세고 입의 능력이 발달했다. 어려운 내용을 참고 읽어보니 이제 좀 감이 잡히지 않는가. 그렇다. 김탁구는 코의 능력, 즉 후각이 발달한 것이다. 8체질에서 목양체질과 목음체질은 태음인이다. 김탁구의 체질은 목양체질이어야 합당하다. 목양체질이 특히 음식과 관련한 재능이 많기 때문이다.

그럼 다른 사람은 듣지 못하는 소리를 듣는 체질이 있을 거 아닌가? 물론 있다. 소리에 민감한 체질은 금체질이다.

얼마 전에 타개한 명배우 로빈 윌리엄스가 앵벌이 두목으로 나온 영화 「어거스트 러쉬」에 이런 대사가 나온다. "음악은 우리를 에워싸고 있다. 우리는 그저 그 소리에 귀 기울이기만 하면 된다." 이 영화의 주인공인 음악 천재 소년 어거스트가 한 말이다. 억지로 음악을 짜내는 것이 아니라 자신의 귀에 자연스럽게 들리는 음악을 그저 표현하는 것이란다.

안도현 시인도 비슷한 글을 남겼다. "시인은 우주가 불러주는 감정을 대필하는 사람일 뿐이다." 감수성은 청음(聽音)과는 좀 다른 재능이다. 우주에 가득 찬 소리로부터 음악을 만들어내는 능력은 금양체질의 재능이다. 베토벤 같은 작곡가들 말이다.

맛을 추구하는 요리사와 멋을 추구하는 셰프

다른 사람은 분별하지 못하는 색을 잘 가려내고 또 어울리게 사용하는 능력은 토양체질의 재능이다. 그러니 화려한 색감으로 유명한 화가는 토양체질이다. 색채를 조화롭게 잘 다루니 패션 감각도 뛰어나다. 토양체질은 미식가(美食家)도 많은데 취미를 넘어서 직업 요리사가 되는 사람도 있다.

자 상상해 보자. 스테이크 요리를 하는데 구운 고기를 올린 접시 위에 소스로는 무슨 기하학적 무늬를 그리고 고기 옆에 장식을 요란하게 꾸몄다. 이 요리를 맛보기 전에 일단 어떤 느낌일 것 같은가. 대부분의 사람들은 '멋있다'고 하면서 요리가 아니고 예술작품이라고 감탄할 것이다. 요리의 맛은 그 이후다. 일단 멋이 먼저다. 그것이 이 요리를 만든 토양체질 셰프가 추구하는 목표이기 때문이다.

맛을 추구하는 요리사는 다르다. 그에게는 음식의 풍미(風味)가 중요한데 그것은 일단 좋은 냄새로부터 시작한다. 색이나 장식은 나중이다. 맛이 뛰어나다면 장식이 없어도 좋다. 만약 요리에 장식이 필요하다면 그것은 원재료와 어울려서 음식의 맛을 더 깊게 해주는 것들이다. 궁중요리전문가로 유명했던 고 황혜성 선생을 생각해 보자. 그 분의 둘째 따님인 한복선 선생도 같은 체질일 것이다. 내가 생각하기에 이 두 분은 목양체질이다.

포커페이스

노름판에서 카드로 포커를 치거나 화투를 이용해서 섰다를 한다고 해보자. 그 중에 어떤 사람은 자신에게 좋은 패가 들어오면 금방 얼굴이 밝아지고 어쩔 줄을 몰라 한다. 굳이 패를 상대방에게 보여주지 않아도 상대방이 그의 낯빛이 변한 것을 보고 좋은 패를 받았다는 것을 금방 눈치챌 수 있다.

그런데 도무지 표정에서 그의 감정상태를 알려주지 않은 사람이 있다. 프로 갬블러들이 아니라면 보통은 얼굴에 감정을 드러내지 않는 사람이 포커판에서 돈을 따게 마련이다. 그래서 포커판에 어울리는 얼굴, 포커페이스라는 말이 나왔다.

자신의 감정상태를 상대방에게 쉽게 드러내지 않는 사람은 좋게 말하면 속이 깊다고 하고, 나쁘게 말하면 음흉하다고 한다. 열 길 물속은 알아도 한 길 사람 속은 알 수 없다고 했는데, 이 말은 이런 사람을 두고 하는 말이다. 바로 목양체질이다.

아! 그렇다고 이 땅의 목양체질들이시여, 라스 베가스로 달려가지는 마시라.

사장감이야

예전에 어른들이 몸매가 뚱뚱한 아이를 보면 '어, 사장감이네' 하며 덕담을 건네곤 했다.

사회가 복잡해지고 다양해져서 기업체의 사장님들이 모두 뚱뚱하지도 않고 오히려 날씬한 기업가들도 많아졌을 것이다. 그런데 예전에는 검은 책상 앞에 회전의자를 돌리며 앉아 있던 분들이 배 둘레가 넉넉한 분들이 많았던 것이다.

8체질 중에서 몸매가 뚱뚱해질 확률이 제일 높은 체질은 목양체질이다. 알기 쉽게 눈사람 같은 체형을 지니고 있다. 어깨가 좁고 허리와 복부로 내려가면서 넓어지게 되는 것이다. 홍콩 무협 영화의 인기가 높던 시절에 듬직하고 코믹한 모습을 많이 보여준 홍콩 배우 홍금보(洪金寶)를 떠올리면 쉽다.

그러니 당신이 만약 목양체질이라면 톱모델처럼 날씬해질 꿈은 꾸지 않는 것이 몸과 마음의 건강을 위해서 바람직한 일이다.

별사탕의 씨앗

군대에 가면 PX가 있고, 먹고 싶은 것들을 사회에 있던 때와 별 차이 없이 사 먹을 수 있다. 그런데도 군대 하면 아직도 건빵이 떠오른다. 건빵 속에는 색색의 별사탕이 들어 있다. 이 별사탕을 반으로 자르면 사탕의 중심에 심이 박혀 있는 것을 볼 수 있다. 노란색이다. 이것을 처음 발견했던 병사였던지 누군가 이런 소문을 퍼뜨렸다.

'이것은 정력 감퇴제다.' 스님들이 고사리를 즐겨 먹듯이 국방부에서 피 끓는 청춘들의 왕성한 욕구를 억제하기 위해 비밀스럽게 이런 물질을 건 빵의 달콤한 별사탕 속에 감추어 두었다는 것이다. 이걸 사실이라고 믿고서 군대생활을 마친 남성들도 많을 것이다. 하지만 조금만 생각을 돌려보면 이것은 터무니없는 악 소문이라는 것을 금방 알 수 있다. 만에 하나 그렇다고 하면 국가가 행하는 엄청난 인권유린 행위이기 때문이다.

그럼 그 물질은 과연 무엇일까? 나는 국군군의학교에서 병과교육을 받을 때 식품검사 담당 교관으로부터 이에 관해서 배웠다. 그것은 바로 좁쌀이다. 그렇다면 왜 별사탕에 좁쌀인가. 설탕은 자체로 사탕으로 뭉쳐지기가 어렵다고 한다. 그래서 좁쌀을 넣으면 설탕이 좁쌀에 엉겨 붙으면서 사탕이 쉽게 만들어진다는 것이다.

좁쌀은 씨앗이다. 이것을 근거라고 하자. 그리고 좁쌀에 엉겨 붙은 설탕을 거짓말이라고 해보자. 목양체질이나 목음체질은 거짓말을 할 때 보통 근거가 조금은 있다. 거짓말의 씨앗이 있다는 것이다. 이 두 체질은 근거가 없는 거짓말은 잘하지 못한다.

대한민국과 전 세계를 상대로 큰 거짓말을 했던 국가적으로 촉망을 받던 학자가 있다. 그는 '줄기세포가 열한 개면 어떻고 한 개면 어떠냐?'는 유명한 말을 남겼다. 무조건 머리 숙여 사죄를 해야 할 기자회견장에 나와서 이렇게 강변했었다. 단 1개가 그의 근거이고 나머지는 거짓이다. 그가 거짓말을 하고 사태에 대처하는 태도로 보면 그는 목양체질이다.

그런데 그가 만들었다고 주장하는 한 개조차도 어떻게 만들어졌는지 정확하게 재현할 수 없다고 하니 참 허무해진다.

유행에 둔감해지기

건강과 관련한 민간요법들이 유행을 탄다. 헛개나무, 양파즙, 민들레, 쇠비름, 개똥쑥, 여주, 이런 것들이 있었고 근래에는 해독쥬스가 유행했다. 유행의 발원지가 어디인지 참 궁금한데 한 종목이 뜨면 꽤 오래도록 전국을 휩쓴다.

쇠비름이 유행하던 때다. 30대 주부가 왔다. 손바닥과 손등의 피부가 여러 겹으로 허물을 벗듯이 들고 일어났고, 이곳저곳 갈라져서 진물이 나오는 곳도 많았다. 보통 이 병은 물을 많이 만져야 하는 주부들에게 잘 생긴다고 하여 주부습진이라고 하는데 물이 직접적인 원인이라고 말하기는 어렵다.

왜 이 지경이 되었느냐고 물었다. 그랬더니 평소에 습진이 조금 있었는데 남편이 TV를 보고 쇠비름이 피부병이 좋다고 하는 소리를 듣고 산에 가서 한 자루를 캐 왔다는 것이다. 그리고 그것을 절구로 찧어서 손에 붙였는데 그 모양이 되었다는 것이다. 환자분은 금양체질이었다. 두 달 간 치료해서 깨끗하게 나았다.

쇠비름은 한약 명칭이 있다. 마치현(馬齒莧)이다. 열을 없애고 독소를 해소하는 효능이 있다. 이 환자의 치료 결과를 통해서 쇠비름을 체질론적으로 궁리해본다면 아마도 금양체질과 정반대 체질인 목양체질의 염증성 질환에 적합한 약물이 아닐까 조심스럽게 추정해 본다.

유행을 통해서 한 몫을 챙기려는 사람들이 분명히 있다. 백이면 백 사람에게 모두 이로운 물질은 세상에 없다. 광고와 소문을 그대로 믿다가는 몸이 크게 상할 수도 있다. 자신의 몸과 건강이 소중하다고 외치면서 너무 쉽게 몸을 실험 대상으로 삼는 사람들이 많아 참 안타깝다.

앎과 노력

목양체질과 금양체질은 정반대이다.

사자성어 대기만성(大器晚成)은 끈기 있게 하나하나 몸으로 체험하면서 나아가 결국 큰 결실을 이루게 됨을 나타낸다. 이 문구는 처음에 항아리에서 시작되었다. 대기(大器)는 큰 그릇이고 바로 항아리다. 만성(晚成)은 늦게 이루어진다는 뜻이다.

항아리가 만들어지는 과정을 보자. 곱게 간 황토를 개어 다진 후에 우선 둥근 바닥판을 만들고, 흙 반죽을 가래떡처럼 만들어서 둥근 가장자리를 따라 빙빙 돌아가면서 벽을 올리는 것이다. 그리고 이 벽을 넓적한 판으로 쳐서 다듬으며 따라 올라간다. 그렇게 하나하나 절차를 거쳐서 꼭대기 항아리 입 부분까지 만드는데 시간이 오래 걸리더라는 것이다. 그리고 이게 끝이 아니다. 말리고 유약을 바르고 가마에 굽는 절차가 또 남아 있다.

이와 같이 기초로부터 완성까지 모든 절차를 거쳐야 큰 항아리가 된다. 중간의 어떤 과정을 빼먹고 다음 단계로 뛰어넘을 수는 없다. 1을 알아야 2를 알고, 7을 알아야 8을 알고, 99개를 알아야 100개를 알게 된다. 직접적인 체험을 통해서만 실제를 알 수 있고 다음으로 넘어갈 수 있다.

'하나를 가르치면 열을 안다'는 속담이 있다. 당장 위에 나온 대기만성의 상황과는 어울리지 않는다는 것을 알 수 있다. 그리고 '천재네' 하는 탄성이 나올 만하다. 그렇다. 천재다. 하나를 통해서 나머지 아홉 개의 구조와 속성을 바로 알아버리는 것이다. 진흙을 보면 항아리를 직접 만들어보지 않더라도 그것이 질그릇이 될 것을 미리 알아버린다는 것이다.

물론 모든 금양체질이 천재인 것은 아니다. 다만 이런 천재는 금양체질일 때만 가능하다.

백남준과 황우석

문화평론가 진중권 선생은 2005년 12월에 영화전문 잡지 씨네21에 연재하는 「유토피아 디스토피아」에서 백남준과 황우석을 비교하면서 '애국자' 비유를 사용하였는데, 그 직관력이 아주 놀랍다. 백남준에 관해서는 아래와 같이 썼다.

진짜 애국자들은 원래 애국 같은 거 잘 안 한다. 그저 제 잘난 맛에 살다가 나중에 국제적 명성을 얻어 본의 아니게 애국자가 될 뿐이다. 그의 나라사랑을 굳이 입으로 확인하고픈 꼭지 덜떨어진 한심한 기자들의 애국적 질문에 짜증이 났던 걸까? 백남준은 말한다. "나는 한국에 대한 애정을 절대로 발설하지 않고 참는다. 한국을 선전하는 길은 내가 잘되면 저절로 이루어진다."

그리고 황우석의 태도에 대해서는 이렇게 썼다.

반면 가짜 애국자들은 어떤가? 그들은 툭하면 "한국에 대한 애정"을 드러내곤 한다. "과학에는 국경이 없어도, 과학자에게는 조국이 있다"던 줄기세포 영웅. 얼마 전 기자회견에서 '대한민국'이라는 낱말을 여덟 번이나 반복했다. "프라이드 오브 코리아"가 고작 세계를 속인 논문조작자로 드러난 상황에서도, 이 낯간지러운 애국질에 여전히 감동 먹는 동포들이 너무 많다. 그게 문제다.

백남준과 황우석, 두 인물의 태도가 정반대인 것은 두 사람이 정반대의 체질이라는 것을 의미한다. 진중권 선생은 황우석이 가짜 애국자라고 했지만, 그렇게 말한 건 백남준이야말로 진짜애국자라는 의미는 아닐 것이다. 백남준에게는 애초에 애국이라는 전제가 없지만 황우석은 모든 것을 애국과 연계시킨다. 그건 그의 전략이다. 이것이 두 사람의 다른 점이다.

황우석 씨가 회견 중에 무심코 내뱉은 "저희가 이미 2004년 논문이 있기에 2005년 논문, 11개가 아니고 1개면 어떻냐? 1년 뒤면 또 어떻느냐." 이 말 속에 그의 체질을 판단하는 정보가 숨어 있다. 그는 한 개를 열 배로 뻥튀기는 데 어떤 거리낌도 없는 사람이며, 어떻게 생겼는지 스스로 잘 알지도 못하는 그 한 개를 우직하게 믿고 마는 사람이다. 그리고 그런 자신의 믿음에 일말의 반성도 없이 스스로를 합리화시킨다. 목양체질인 황우석의 '뻥'은 그 진위를 자세히 알 수 없는 '한 개'가 있었기에 가능했다. 목양체질의 뻥은 그런 것이다.

'백남준과 황우석'을 비교한 진중권 선생은 대한민국을 대표하는 논객 중 한 사람이다. 그는 특유의 독설로 유명하다. 직관은 금음체질의 덕목이고 독설은 금음체질의 장기이다.

목양체질의 특징

체격	눈사람 체형이다.[어깨가 좁고 배 둘레가 넓다]	
	둥글둥글하게 생겼다.	
	살이 잘 찐다.	
감정 성품 성향 태도	과묵하다.	보수적이다.
	속을 잘 알 수 없다.	음흉하다.
	너그럽고 포용력이 있다.	권위적이다.
	얼굴에 감정 변화가 나타나지 않는다.	거만하다.
	노래를 잘 하지 못한다.	느리다.
	미성(美聲)이다.	게으르다.
	현실적이다.	둔하다.
	투기적 성향이 있다.	허풍이 있다.
	창의성과 예술적인 재능은 부족하다.	푼수기가 있다.
기호 취미	사업구상	
	재테크	
	수집[비싸고 큰 물건]	

신체 질병	건강하면 땀이 많다. 고혈압 상태인 것이 좋다. 높은 베개가 좋다. 말을 많이 하면 피곤하다. 호흡이 짧다. 생선을 먹으면 생목이 오른다. 복숭아를 먹으면 속이 쓰리다.		
재능	대기만성형이다. 후각이 발달했다. 비즈니스 감각이 좋다.	직업 체육	제빵사, 요리사, 요리연구가 사업가, 증권투자가, 갬블러 유도, 씨름, 구기종목의 골키퍼
위험 질환	중풍, 심혈관질환 비만 포도당 중독 통풍, 류마티스성 관절염 건선 우울증, 환각증		

이승엽은 이승엽이다

이승엽은 일본 프로야구 지바 롯데 마린스에서 요미우리 자이언츠로 옮긴 첫 시즌인 2006년에, 5월 30일까지 홈런을 13개 쳤는데 그 중 10개를 돔구장에서 열린 경기에서 터뜨렸다. 돔구장에서는 기압이 낮아 타구가 날아가는 거리가 늘어나게 되어 힘이 좋은 이승엽에게 유리하다니 돔구장은 이승엽과 궁합이 잘 맞는 것처럼 보인다. 이 내용은 스포츠조선에 '이승엽, 난 돔구장 체질'이라는 제목으로 실렸다. 기사 중에 체질이란 말은 보이지 않고 제목에만 들어가 있다. '돔구장 체질'을 풀어보면 '돔구장에서 특히 강해'가 될 터이니, 이때 체질은 개인이 가진 특징이나 성향을 뜻하는 말이다.

1934년 4월 11일자 동아일보에, '의학상으로 본 스포쓰만의 체질'이라는 기사가 있다. 스포츠에 진출한 여성의 골반 크기에 관한 유럽 학자들의 상반된 견해를 주로 소개하는 내용인데, 제목에 쓰인 체질은 스포츠를 하는 사람들의 체격과 건강 성향을 뜻한다. 1930년을 전후한 시대의 다른 기사를 보면, 체질에 맞지 않는 피서지의 선택[1927. 7. 16. 중외], 체질의 유전[1928. 7. 7. 중외], 폐병에 걸리기 쉬운 체질[1929. 11. 25. 동아], 체질에 맞는 직업의 선택[1930. 9. 17. 중외], 체질에 맞는 비타민[1932. 9. 20. 동아], 육아법과 체질[1939. 11. 1. 동아] 등 체질은 개인에게 고정된 특질이라는 의미를 품고 있다.

체질개선이라는 말은 1927년 5월 1일에 나온 『동광』 제13호에 실린 진동성의 '체육의 목적'에서 볼 수 있다. 그리고 선병질의 체질개선[1933. 9. 21. 동아], 허약체질 개선[1935. 6. 25. 동아], 피부가 약한 아이는 체질개선[1938. 6. 23. 동아]처럼 체질개선도 체질이 쓰이던 시기에 함께 쓰였다. 또 1958년 9월 18일 동아일보 기사에는 "고혈압체질을 당대에 개선한다는 것은 불가능하다"는 내용이 있다. 이때까지는 체질개선을 사람의 몸과 관련하여 치료와 보건의 의미로 사용하였다.

그렇게 하다가 경제 체질개선[1961. 2. 10. 동아], 중소기업 체질개선[1961. 7. 31. 동아], 정당의 체질개선[1962. 8. 23. 경향] 등과 같이 기업이나 조직의 잘못된 분위기나 관행 따위를 바꾸고 고친다는 뜻으로 체질개선이 사회 전반에서 다양하게 쓰이기 시작했다. 이후 이 말의 유행과 더불어, 체질을 바꾸고 고칠 수 있다는 인식이 대중 속으로 자연스럽게 스며들었다.

그렇지만 대중이 쓰는 사례와 달리 8체질론에서 체질을 쓸 때의 체질은 태어나면서 고정된 것이다. 태어나서 목숨을 반납하는 날까지 변하지도 않고 바꿀 수도 없다. 체질이 변하고 시시때때로 바꿀 수 있다면 사람에게 체질이 무어 그리 중요하겠는가. 이승엽이 어떤 때는 돔구장체질이고, 어떤 날은 홈런체질이고, 또 다른 날에는 포볼체질이라도 좋다. 하지만 이승엽이 보여주는 자기만의 특질은 절대 변하지 않는다. 이승엽은 이승엽이다.

예민과 조울

무심한 말 한 마디에도 상처를 받는
목음체질(木陰體質)
CHOLECYSTONIA

무심한 말 한마디에도 상처를 입게 되는 목음체질은 예민하다. 그러니 다른 사람에게 아쉬운 소리, 싫은 소리를 잘하지 못한다. 독하지 못하다.

감수성이 풍부해서 12시에서 3시를 거치지도 않고 6시가 되고, 6시에서 9시를 건너뛰고 12시가 된다. 이렇듯 감정의 기복이 심해서 쉽게 흥분하고 또 쉽게 우울에 빠진다.

예민해서 눈치가 빠르고 분위기 파악을 잘하는데, 남의 비판을 들어야 하는 일에는 어울리지 않다.

균형과 훌륭함

인간이 몸으로 행하는 모든 기술의 근본은 균형이라고 생각한다. 특히 운동 능력과 기술은 균형이 처음과 끝이라고 믿는다. 일대일로 붙는 격투기에서는 그것이 잘 드러난다. 나의 균형을 잘 유지하면서 상대의 균형을 무너뜨리면 이긴다. 우리 편 공격 삼각편대의 균형을 변화무쌍하게 전환시키면서 상대 편 수비조직이 갖춰놓은 균형을 허물면 골을 넣을 수 있는 공간이 생긴다. 내 몸의 균형을 잘 유지하면서 충분히 가속시켜서 훌쩍 공중에 떠서는 휙휙 돌고 틀었다가 그 균형감 그대로 바닥에 정확하게 닿아 내리면 높은 점수를 받는다.

미국 프로야구 메이저리그에서 오래 활약했던 박찬호는 일본을 거쳐 2012년에 한국의 한화이글스에서 선수 생활을 마쳤다. 그는 은퇴 기자회견에서 가장 까다로웠던 타자는 배리 본즈였다고 했다. 박찬호는 2001년에 배리 본즈가 메이저리그 한 시즌 최다 홈런 기록을 세울 때 그의 홈런공을 던져주었던 투수였다. 다른 투수들이 기록의 희생양이 될까봐 정면 승부를 피할 때 박찬호는 여느 때와 같이 강속구로 정면 승부를 했다. 그래서 한 경기에서 배리 본즈에게 70호와 71호 홈런을 연속으로 선물했다.

박찬호는 배리 본즈가 선구안이 좋아서 유인구에 잘 속지 않는 선수였다고 하면서 그런 타자는 항상 두렵다고 했다. 투수가 던진 유인구에 속아서 배트가 나가는 순간 타자의 타격 균형은 무너진다. 그러면 거의 헛스윙을 한다.

박찬호는 1999년 시즌에 메이저리그 역사의 한 페이지를 장식한 유명한 사진을 남겼다. 이름 그대로 이단옆차기 사진이다. 애너하임 에인절스

타자 매트 윌벡에게 만루 홈런을 맞아 0대 4로 뒤지고 있을 때 박찬호는 타석에 나왔다. 박찬호는 보내기 번트를 댔고 1루로 뛰다가 그 공을 잡고 자신을 태그하러 온 상대 투수 벨처와 실랑이를 벌였다. 벨처가 욕을 했고 벨처의 턱을 밀치면서 뒤로 물러났던 박찬호는 벨처가 자신에게 달려들자 이단옆차기를 날렸다. 게임은 뒤지고 있고 자신은 열심히 하려고 하는데 상대 투수가 자신을 골리고 욕까지 퍼부었다. 그래서 '욱' 했던 것이다.

박찬호는 1996년부터 2001년까지 LA다저스의 선수였다. 그의 경기를 보면 흥미로운 점이 있었다. 컨디션도 좋고 공도 잘 들어가고 좋은데, 그날 구심을 잘못 만나서 결정구로 꽂은 회심의 일구가 볼 판정을 받게 되면 흔들린다. 그래서 볼넷이 되어 1루에 주자가 나가면 자신의 흥분 상태를 조절하지 못하고 연속으로 볼넷이 된다던지 실투가 나와서 홈런을 준다던지 하는 것이다. 오히려 투수가 마음을 조금 놓는 하위 타순일 때 그런 경우가 많았다. 자신은 분명히 스트라이크를 꽂았는데 볼로 판정해 버린 구심에게 마음이 상하는 것이다. 그러다 주자가 나가면 긴장감이 증가하면서 스스로 점점 흥분이 되어 몸의 균형이 무너지게 되는 것이다.

2013년 시즌부터 LA다저스에서 뛰고 있는 류현진은 2012년에 한화이글스에서 대선배인 박찬호와 함께 지내면서 메이저리거의 꿈을 다듬었다. 류현진은 2014년 10월 7일, 내셔널리그 디비전시리즈 3차전에 선발투수로 나왔다. 세인트루이스 카디널스의 홈구장인 부시 스타디움이다. 류현진은 2013년과 다르게 2014년 시즌에서는 원정 경기에서 강했다. 그런데 그날 구심인 데일 스캇의 스트라이크존이 엉망이었다. 들쑥날쑥한 판정이 경기 내내 이어졌다. 그러나 류현진은 흔들리지 않았다. 루킹 삼진이 볼넷으로 돌변한 순간에도 그저 혀를 내민 뒤 헛웃음을 지었다. 자신의 균형을 잃지 않았다. 박찬호와 비교하여 류현진을 칭찬하려는 것이 아니다.

박찬호는 사소한 자극에도 마음이 흔들리는 사람이고, 류현진은 웬만한 도발에도 평정심을 잃지 않는 사람이다. 두 야구 선수의 실력은 비교할 수 없지만 두 사람의 체질은 비교할 수 있다. 내가 관찰한 결과로 박찬호는 목음체질이다. 그런데 류현진은 아직 잘 모르겠다.

2014년 시즌에 류현진은 두 번째 부상을 당하기 전까지 아주 잘 했다. 그래서 박찬호가 세운 한국인 메이저리그 최다승 기록을 류현진이 깰 수 있겠다는 기대감이 높았다. 기자들이 그것을 박찬호에게 집중적으로 물었다. 박찬호는 자신의 공식 홈페이지를 통해서 답했다.

"오늘 어떤 분이 내게 류현진이 올해 18승을 넘을 수 있을지를 물었다. 훌륭함은 언젠가 잊혀지고 기록들도 언젠가는 새로운 기록에 의해 사라진다. 최고의 기록 때문에 훌륭해지는 것이 아니고 후배들에게 꿈과 목표를 만들어 주었기 때문에 훌륭한 것이라고 생각한다. 꿈과 목표는 새로운 기록을 만들어낼 것이고 또 다른 꿈과 목표 또한 만든다. 새로운 기록들이 생길 때마다 그 판의 수준과 격 또한 함께 성장할 것이다. 한국 야구의 위상은 기록의 수준이 높아질수록 따라서 올라갈 것이다. 되도록 빠른 시간 안에 류현진이 나의 기록들을 경신하길 바란다."

아, 류현진을 응원하느라 잠시 잊고 있었다. 박찬호는 자신의 흔들림을 슬기롭게 극복하고 오래도록 균형을 유지하면서 결국은 훌륭함에 이른 거장이었던 것이다.

국어시간에 울다

어릴 때는 참 우쭐대길 잘 했다. 공부 잘하고 반장이라 선생님이 귀여워하셨으므로 국어시간에 책 읽는다고 손을 들면 다른 아이들을 먼저 지목하는 일은 별로 없었다. 나는 책을 들고 일어난다. 근데 걸상에서 엉덩이가 떨어지는 순간부터 가슴이 콩닥거리기 시작한다. 공개적으로 앞에 나서는 것은 두렵고 두근거릴 일인데, 친구들이 지켜보는 가운데 제자리에서 혼자 일어난다는 것만으로도 부담이 있었다. 이런 부담이 있는데도 나서고 싶어하는 근본적인 욕망이 있었다.

나는 큰 숨을 몇 번 쉬고는 책을 읽기 시작한다. 국민학교 국어책이야 활자도 커다란데 몇 단락 읽기가 바쁘게 숨이 가빠온다. 숨이 차면서 가슴이 답답해지고 목소리의 톤이 낮아지는 것이다. 급기야 전혀 내가 의도하지 않은 목소리가 나온다. "어! 쟤가 또 우네?" 반 친구들에겐 내 목소리가 우는 것처럼 들렸던가 보다. 조금 더 지나면 목소리를 내밀 힘이 없어진다. 이 정도면 선생님이 다른 아이를 지명하던가 나 스스로 주저앉고 만다. 그러고 나면 앉은 자리에서 한참 숨을 고르곤 했다. 자주 경솔히 자리에서 일어났다가 그런 창피를 몇 번을 더 당하고 나서야 친구들 앞에서 책 읽는 것을 포기했다.

나는 호흡기를 약하게 타고난 목음체질이다. 흉곽이 좁고 폐가 약하므로 공기를 많이 저장하지 못한다. 그래서 근본적으로 숨이 길지 못하다. 또 심장은 예민해서 사소한 자극에도 쉽게 흥분한다. 이제 다시 국어시간으로 돌아가면, 예민한 심장이 나를 경솔히 나서게 하고 책을 읽으며 연속으로 내뱉는 숨은 약한 폐에 계속 부담을 준다. 숨은 점점 가빠지고 정상적인 발성에 장애를 주게 된다.

독자들은 TV를 통해서 도올 선생의 목소리가 요상한 형태로 꺾어지는 것을 가끔 들었을 것이다. 성대모사를 하는 개그맨들이 그것을 집중적으로 모방한다. 나도 흥분해서 말이 많아지고 톤이 높아지면 그분과 비슷하게 꺾이는 소리를 낼 때가 있다. 그러면 옆에서 아내가 "어쩜, 예전에 도올 선생 좋아하더니 목소리까지 닮으시네?" 한다. 그 분과 같은 체질이라서 닮은 거다.

나는 배찬이

어릴 적 우리 집에는 요상한 물건이 하나 있었다. 어머니께서 털실로 짜 주셨는데 몸통의 반 정도만 둘러 덮을 수 있게 만든 것으로, 털실로 짠 복대라면 상상하기 쉬울 것 같다. 밤에 잘 때 이불을 차버리고 자면 자주 배탈이 났으므로, 이불을 덮을 필요도 없이 배탈을 방지하는 데는 아주 유용한 물건이었다. 아마도 어머니의 평소 배탈경험에서 얻은 지혜의 소산이었을 것이다. 허나 한여름에 쓰기엔 그다지 적절하지는 않았다.

의학을 전공하는 대학생이 되어서도 여름철 배탈은 피해가지 않았다. 배를 차게 하고 자거나, 찬 음식을 많이 먹든지 해서 배를 보온하는 일에 신경을 집중하지 않으면 여지없이 다음날 설사가 찾아 왔다. 딴에는 배운 지식을 이것저것 엮어서 처방을 구성해 보고 섭생 방법을 궁리했건만 심할 때는 몇 주에 걸쳐서 설사가 계속되기도 했다. 어떤 동기는 '그러다 죽은 친구를 본 적이 있다'며 엄포를 놓았다.

맥주, 특히 생맥주를 마시면 설사가 심해지고, 돼지고기에도 예민하게 반응하는 것을 보고서 선배가 '너는 소음인(少陰人)이 분명하다'고 조언했다. 그 때부터 나의 돼지고기 기피가 시작되었다. 술도 피치 못할 자리가 아니면 거의 소주만 마셨다. 그러는 동안 과음하지만 않으면 음식으로 배탈이 나는 경우는 거의 없게 되었다. 그런데 군에서 전역하고 난 후, 제기동에 있던 동기들과의 환영회 자리에서 개고기 전골에 소주를 먹었는데 다음날 모두 아래로 쏟고 말았다. 학부 때 나의 배탈 역정을 쭉 지켜보았던 동기들은 이젠 모두 한의사선생님이 되었으므로 제각각 한 마디씩 거들었다.

"야! 그냥 과식 때문일 거다. 니가 좀 많이 먹더라."

"너는 소음인 절대로 아냐! 내가 지켜본 바로는 소양인(少陽人)이 분명해. 이번 일이 그걸 증명해!"

"아마도 들깨 때문일 거다. 나도 들깨 많이 넣어 먹으니까 그러더라. 담엔 들깨 조금만 넣고 먹어봐라."

"야 너, 개고기 먹었다고 밤에 힘쓴 거 아냐? 그리고 정신없이 이불 차고 잤지?"

나는 세 번째 친구의 말에 끌렸다. 그는 개고기 마니아면서 그날 장소를 주선한 친구였다. 그의 경험이라는 데 믿음이 갔다. 그 친구들과 몇 번 더 개고기를 먹으러 다녔다. 들깨를 조금 넣으니까 확 쏟는 일은 없었는데 그래도 대변이 굳지는 않았다. 차라리 탕으로 먹을 때는 좀 나았다. 나의 배탈 이력은 8체질을 공부하기 시작한 이후에도 몇 년간은 지속되었다.

어느 여름날 불룩 튀어나온 배를 보름달처럼 멀겋게 내놓고 자도 다음날 설사하지 않는다는 것을 깨닫게 되었다. 그래서 딴에는 그게 복부지방의 보온효과라고 생각했다. 그런데 과연 그게 지방의 보온효과였을까? 배탈이 나지 않게 된 것은 바른 섭생의 결과였던 것이다. 배찬이가 배따땃이가 되지는 않으니 섭생의 균형이 깨진다면 언제든지 또 설사가 방문할 것이다. 고기를 먹을 때 상추나 깻잎 같은 잎채소를 먹지 않으니 요즘은 돼지고기도 맛있게 잘 먹는다.

목소리 영업 금지

2013년 가을에 일반인을 위한 체질학교와 의료인을 위한 체질학교를 동시에 다발적으로 진행한 적이 있다.

앞선 주의 일요일에 세 시간 강의를 하고, 화요일에 두 시간, 금요일에 세 시간을 강의하고, 토요일과 일요일에도 세 시간씩 강의를 했다. 그러니까 8일 사이에 열네 시간을 떠들었던 것이다. 그리고 다음 주 화요일에 부천에 가서 또 두 시간을 강의할 예정이었다. 월요일에 일어나니 목이 쉬었고 꽉 잠겨버렸다. 진료실에서 환자와 대화하는 것도 어려운 지경이었다.

소리를 내는 것은 내뿜는 기운인데 숨을 내뿜는 것은 우리 몸에서 폐가 담당하고 있다. 들이 마시는 기운은 간의 몫이다. 나는 목음체질이라 본디 폐가 약한 체질이다. 그래서 내뿜는 기운 자체가 약하다. 말을 많이 하지 말고 살아야 하는 체질인 것이다.

그런데 체질의 특성에 맞지 않게 단 기간에 목소리를 집중적으로 많이 써먹었으니 탈이 날 수 밖에 없다. 내 몸이 알아서 목소리 영업금지 상태로 만들어버린 것이다. 목이 잠긴 이유는 말하지 말고 아끼라는 것이다. 하지만 예정된 강의를 취소할 수가 없어서 억지로 악을 쓰면서 했다.

그랬더니 크게 몸살이 왔다. 입안도 다 헐었다. 체질 강의를 하러 다닌다면서 제 체질에 맞는 몸 관리를 하지 못했으니 된통 당해도 싸다. 후회해보았자 이미 늦었다.

목이 잠긴 것은 몸의 경고다. 경고를 무시하면 반드시 사태가 더 심각해진다.

모기 보고 칼 빼기

목음체질은 예민한 사람이 많다. 감수성이 뛰어난데 그래서 사소한 자극에도 민감하게 반응하고, 작은 걱정거리도 필요 이상으로 부풀려 생각하는 경향이 있다. 겁도 많다. 모기를 보고 칼을 뺀다면 모두 웃을 일이다. 걱정도 팔자이고 사자성어로 침소봉대(針小棒大)다. 하지만 목음체질에게는 전혀 어색한 일이 아니다. 노루가 제 방귀에 놀라듯 하니 말이다.

예전에 아내와 여행을 다니던 중에 대구역에서 기차를 기다리느라 머무는데 시간 여유가 좀 있었다. 그래서 영화를 보자고 했다. 대구에서 고등학교를 다녔기 때문에 시내에 있는 영화관은 다 안다. 고등학교를 다닌 것과 영화관의 위치를 다 아는 것과는 별로 연관이 없지 않은가. 그렇긴 하다. 고교 시절 절친 중 한 명이 영화광이었다. 전진원이라는 친구다. 특히 이소룡과 클린트 이스트우드에 관해서는 두 사람의 전기를 써도 될 정도로 지식이 넘쳤다. 그림도 잘 그려서 미술반이었는데 학교에 와서 늘 영화와 관련한 그림을 그렸다. 지금 생각하면 이 친구는 토양체질이다.

원 줄기에서 벗어나는 성향은 목음체질인 나의 특징이다. 수양체질인 우리 딸은 나의 이런 경향을 부담스러워한다. 지금 얘기하고 있는 핵심만 말하면 되는데 왜 자꾸 곁가지로 빠지냐는 것이다. 아들이 중학생일 때

시험을 앞두고 아들과 둘이서 공부를 했다. 내가 먼저 시험범위를 공부해서 아들에게 정리를 해주면 아들이 필요한 것을 묻는 그런 방식이었다. 녀석은 자기가 스스로 정리해야 하는 수고를 아끼고 엑기스만 추려서 내가 귀에 쏙쏙 넣어 주니 꿩 먹고 알 먹기 식 공부방법이다. 그런데 공부하다가 내가 필을 받으면 원 내용에서 벗어나 자꾸 곁가지로 빠졌다. 김소월이 남자냐 여자냐, 그럼 김소월의 본명이 뭔가 하면 말이다. 박목월 선생은 최종 학력이 고졸이야, 근데 그분이 나온 학교가 어딘가 하면 말이야. 박목월 시인이 「소나기」 지은 황순원 선생하고 절친인데 말이야, 두 분의 아드님이 나이도 같고 이름도 같거든, 왜 그런지 알아. 이런 식이다. 그런데 이 아이는 그렇게 알게 되는 지식들이 더 흥미로웠다는 것이다. 지 오빠가 나랑 공부하는 것이 샘이 났던지 딸아이도 함께 공부하자고 요청을 했다. 나도 즉시 OK. 하지만 위에서 말한 대로 딸아이에게는 그런 방식이 먹히지 않았다. 체질이란 다름이 아닌가.

여러분은 지금 '예민한' 얘기 쓰다가 갑자기 원줄기에서 많이 벗어나는 나의 성향을 생생하게 즐기고 있다.

아 그런데 위치는 짐작이 되는데 극장이름이 생각나지 않는다. 이해하시라 오십 살이 넘었다. 대구은행 사거리 근처 골목 안에 있던 극장이다. 고교시절에 안성기가 나온 「어둠의 자식들」을 보았던 곳이다. 조디 포스터가 FBI 요원이고 앤소니 홉킨스가 살인마 랩터 박사를 연기한 「양들의 침묵」을 아내와 보았다. 이 영화의 장르는 스릴러다. 심한 공포물도 아닌데 나는 이 영화의 많은 부분에서 내 눈을 크게 뜨지 못하고 실눈을 뜨고 보았다. 손가락으로 가린 적도 있다. 조디 포스터가 지하 통로를 따라 살인마의 소굴로 접근하는 부분에서 아내가 '웟!' 하면서 나를 놀라게 했다. 나는 너무 집중했던지라 그때 살인마가 튀어 나오는 줄 알았다. 아주 크게 놀랐다.

요즘도 아내가 종종 그렇게 나를 놀린다. 아내는 나를 놀려먹어야 할 타이밍을 잘 알고 있다. 아마도 내가 그때 노루가 제 방귀에 놀라듯 놀랐을 것이다. 내가 제일 싫어하는 영화 장르는 호러다. 모기 보고 칼 빼기는 예민하고 민감하고 부풀린다는 뜻이다. 이것은 결국엔 겁(怯)과 연관되어 있다. 겁이 나니까 염려와 대응이 과장되는 것이다.

어느 작은 슈퍼

제천시에서 한의원을 할 때다. 어느 목요일 허리디스크로 고생하는 한 아주머니가 왔다. 침을 맞고 약 반 제를 부탁하고 갔다. 다음 날 약을 가지러 오지 않아 그냥 기다리다가 전화도 해보지 않고 그날을 넘겼다. 토요일에 전화를 했더니 바빠서 약을 가지러 오지 못한다는 것이다. 그 날 마침 서울에 올라올 일이 있어 아주머니의 댁을 묻고는 갖다드리겠다고 했다. 아주머니도 선선히 그러라고 했고 배달할 곳은 다행히 서울로 가는 길목이었다.

한의원에서 같이 일하던 아내와 학교와 유치원에서 돌아온 아이들을 태우고 약을 챙겨 한의원을 나섰다. 그곳은 큰 길에서 조금 들어간 골목 모퉁이의 슈퍼였다. 내가 약을 들고 들어갔는데 마치 당황했다는 듯이 아주머니가 정색을 하는 것이다.

"이게 모에요?"

'아주머니 약입니다.'

"아니 내가 언제 약 먹는다고 해써요?"

'예? 아주머니께서 바빠 못 오신다고 해서 제가 가져온 거 아닙니까?'

"난 그런 적 업써요. 이 양반이 약을 억지루 앵기려구 허네."

순간 열이 정수리로 뻗쳤지만 눌러 참았다. 그런데 남편으로 보이는 깡마른 남자가 들어오며 지청구를 든다.

"무슨 일이여? 뭐를 억지루 앵긴데는 거여?"

'아주머니께서 한의원에서 약을 지으셨는데, 지금 모르는 일이라고 하시는 거 아닙니까?'

"아니에요, 이 아저씨가 괜히 그래요."

남편이 말한다.

"근디 이게 얼매 짜리유?"

'7만원입니다.'

아주머니가 받는다.

"4만원만 받을 꺼면 노코 가슈."

나는 두말 않고 그 약을 들고 나왔다. 그리고 서울에 가서 싱크대에 풀어놓고 전부 잘라서 하수구에 버렸다.

대구를 기반으로 성장한 청구가 드디어 제천에서도 아파트를 분양한다면서 모델하우스를 지었다. 어느 날 한의원으로 안내장이 와서 구경삼아 가봤다. 모델하우스는 큰 길에서 돌계단을 삼십 개쯤 걸어 올라야 하는 언덕 위에 있었다. 구경을 하고 나오는데 길 건너에 그 슈퍼가 보였다. 다음날 한의원에서 아내 몰래 전화부를 뒤져 슈퍼에 전화를 했다.

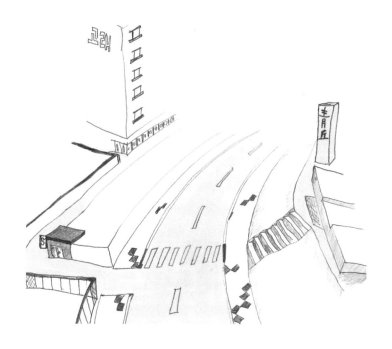

'아저씨 배달됩니까? 여기 길 건너 청군데예, 오늘 직원들 회식 쫌 할라
카는데 맥주 세 박스만 배달 쫌 해주이소. 아, 예. 고맙심니더.'

그 아저씨의 땀방울을 직접 감상하지는 못했지만 다음번에 그 길을 지
나며 혼자 킬킬거렸다. 아내가 물어 사정 얘기를 털어놓았다. 그랬더니 아
내도 그런 비슷한 생각을 했었다는 것이다.

며칠 후,

'거기 OO 슈퍼지요? 여기 고래아파튼데요, 어제 이사 와서 오늘 집들이
하고 있는데 술이 떨어져서요. 배달되지요? 네, 나동 505호요. 예? 어제
이사 와서 아직 전화를 개통 못했어요. 맥주 두 박스만 갖다 주세요?'

고래아파트는 슈퍼에서 직선거리로 15미터쯤 떨어져 있고 5층짜리 오래
된 아파트이다.

이 글을 Onestep8.com의 게시판에 올렸더니 기대했던 대로 체질의 관점으로 글을 이해한 회원이 있었다. 금양체질인 그는 자신은 그렇게 행동하지 못했을 거라면서 이 사건의 초점을 '목음체질의 복수'에 맞추었다. 등장인물의 체질을 살펴보면 환자분인 아주머니는 목양체질이다. 남편은 토양체질로 짐작하며, 내 아내는 수양체질이다.

아주머니는 약을 지었지만 집에 돌아가 그것을 취소하고 싶었던 것 같다. 추측 가능한 여러 사정이 있을 것이다. 그래서 약을 가져가지 않는 행동으로 간단히 해결할 수 있으리라 혼자 생각했을 것이다. 이전에 그런 유사한 경험이 있었는지도 모른다. 그런데 내가 약을 가져다준다고 제안하자 그러라고 하고는 마음을 고쳐먹었다. 흥정을 할 결심을 한 것이다. 그리고 그런 결정을 남편에게 미리 알렸다.

목양체질 환자들은 한의원에 와서 약을 지을 때도 마치 흥정하는 태도를 보여주는 경우가 많다.

이 글을 읽은 금음체질 친구도 자신은 상상하지 못하는 대응이라고 했다. '사람의 한계란 상상력의 한계'라고 멋진 표현도 썼다. 체질이란 한계다. 체질적으로 정반대인 목음체질과 금음체질을 구분해서 본다면, 목음체질이 가진 최대한의 영역 밖에 비로소 금음체질의 영역이 있다. 두 체질은 사소한 부분에서조차 겹치지 않는다. 그 친구가 내 행동을 상상하지 못한 것은 당연하다. 그런데 혼자서 상상은 많지만 겁 또한 많아서 직접적인 위해가 되는 거라면 하지 못했을 것이다. 아저씨가 맥주 박스를 들고 계단을 오르다가 혹 허리를 다쳤다면 그것까지 의도하진 않았다. 그런 걸 충분히 살피진 않았으니 내 행동은 경솔했다. 아저씨와 아주머니 두 분께 죄송하다.

아내가 전화한 건 내가 부추긴 것이고, 전화의 내용도 물론 내 작품이다. 무엇을 생각만 하는 것과 그것을 실지 행동으로 옮기는 일은 분명 다르다. 아파트의 호수를 5층으로 지정한 것 역시 내 생각이었다. 나는 대구에서 고교시절을 보내서 경상도 사투리가 아주 서툴지는 않고, 아내는 서울 태생이다. 하지만 그때 우리 가족이 모델하우스에 가지 않았다면 그 일은 그냥 잊혀졌을 것이다.

내가 즉흥적으로 일을 만들어낸 것이라면, 비슷한 생각을 가졌던 아내는 꽤 오랫동안 그것을 품고 있었을 것이다. 이 글 속에는 목음체질인 내가 가진 약간의 봉사심, 쉽게 흥분함, 상처를 잘 받는 예민한 감수성, 포기를 잘 함, 즉흥성, 음험함, 기획력, 거짓말 능력 같은 나의 특징들이 녹아 있다.

불교적 신념에 충실한 금음체질 친구는 내가 좀 더 숙고했더라면 다르게 행동하였을 것이라며 은근히 나를 나무랐다. 옳은 지적이다. 어떤 민감한 사안을 수용하는 태도와 허용할 수 있는 폭이 그와 내가 분명히 다르다.

당신은 목음체질입니다

1982년에 경희대학교 한의예과 1학년이 되었다. 한의과대학에 속한 써클은 고전독서회에 들고 경희대학교 전체 써클로는 경희문학회에 들어갔다. 고등학교 때 학교에 있던 근일점문학동인회에서 활동을 해 봐서 문학회가 낯설지는 않았다. 경희문학회의 기존 맴버들은 거의 국문학과 학생들이었다. 인문이라고 해도 다른 전공 학생들은 드물었고 자연계열 학생은 하나도 없었는데, 1982년에 한의예과 학생이 동시에 세 명이 가입한 거였다. 국문학과 3학년이 회장단의 주축이었는데 그 선배들이 우리 셋을 각별하게 아껴주었다. 나 말고 동아대학교 국문과에 다녔던 적이 있었던 윤한룡 형과 용산고등학교를 방송통신으로 졸업하고 경희대 한의대에 합격했다고 신문기사까지 났던 조남경이다.

나중에 문학평론으로 등단했다는 소식을 들었는데, 국문학과 3학년에 박일환 선배가 있었다. 버지니아 울프를 팔아먹은 박인환 시인과 이름이 비슷해서 자신의 이름을 알리는데 큰 문제가 없었던 선배다. 당시의 경희 문학회 선배들 중에 유독 이 형 이름만 기억이 나니 말이다. 이 형이 학사 주점에서 파전에 막걸리를 마시며 자랑을 늘어놓는 것이다. 시를 쓰려면 우선 시를 많이 읽어야 하는데 그러려면 시집을 많이 갖고 있어야 한다. 그래서 자신은 국문과에 들어오면서 시집을 300권 모으려는 계획을 세웠고 그것을 완수했다는 것이다. 국문과 형의 얘기가 아니라도 일리가 있었다. 그래서 나는 밖으로 떠벌리지는 않고 혼자서 속으로 다짐했다. 나는 뭐 국문학 전공도 아니니 100권을 모으겠다고.

당시에 고교 시절에 산 시집이 몇 권 있었다. 그렇게 시작해서 김광규 시인이 좋아져서 그 분 시집을 몇 권, 정호승 시인이 맘에 들면 또 몇 권, 그렇게 어떤 시인의 시에 빠지면 그 시인의 시집을 몇 권씩 사게 되는 경우가 많았다. 내가 가장 좋아한 이탄 시인의 시집이 제일 많다. 1991년 9월 2일에 종로서적에서 100번째 시집을 샀다. 혼자 다짐을 하고 거의 10년 만이었다. 100번째 시집은 유하 시인의 「바람부는 날이면 압구정동에 가야 한다」이다. 101번째는 권대웅 시인의 「당나귀의 꿈」이다. 유하 시인 시집은 문학과지성사 발행이고, 당나귀의 꿈은 민음사에서 나온 것이다. 시인을 꿈꿀 때 민음사에서 시집을 내는 것이 좀 더 구체적인 꿈이었다. 나중에 민음사의 회장님을 만나서 내 시 한 편을 보여드리는 것으로 꿈이 일부 완성되었다고 스스로 정당화시켰다.

시집뿐만 아니라 여러 종류를 수집했었다. 우표는 기본이고 중학교 때는 돈이 거의 안 드는 껌종이도 모았었다. 지하철이 특별한 날에 기념승차권을 발행하던 시절에는 그런 것, 한의과대학생으로서는 홍콩에 있는 삼련서점을 통해서 중국의학서적을 사 모았다. 책값이 쌌기 때문이다.

수집하는 취미는 8체질 중에서 아마도 목기운이 강한 목음체질이나 목양체질에게 어울릴 것 같다. 그런데 목음체질이 목양체질보다는 좀 더 아기자기하고 꼼꼼할 가능성이 높으니 소품을 수집하는 일은 목음체질에 더 적합하다고 생각한다. 내 경우를 보아도 돈이 많이 든다면 상당히 부담스러울 것 같다.

2013년에 의료인을 위한 체질학교에서 강의를 듣다가 손가락을 다치는 바람에 도중에 하차한 홍인유 선생이 있다. 이분은 경남 창원시에서 아주 먼 거리를 강의를 들으러 왔는데 나도 그렇고 당사자도 많이 아쉬웠다. 강의 중에 수강자들에게 자기 보고하기 숙제를 낸다. 홍인유 선생의 보고서에서 눈에 띄는 대목을 소개한다.

말주변이 없고 차라리 글을 말보다는 잘 쓰는 것 같다.

약간의 박치이고 음치이다. 음정은 정확한데 고음불가에 가끔 반 박자 쉬고 들어가는 노래에 박자를 놓친다.

어릴 때는 울보였다.

어릴 때 수집을 많이 했었고 요즘은 거의 안 한다.

– 돌, 몽당연필, 껌종이, 엽서, 지우개, 우표 등등

공상을 간혹 한다.

앞에 나가서 발표를 하다 낭패를 잘 당한다.

매뉴얼 같은 것을 잘 읽지 않아 컴퓨터나 아이패드, 카메라 등을 잘 활용하지 못한다.

보고를 읽어 보니 솔직한데 몽상가적인 기질이 많았다. 이 분이 쓴 보고의 처음에서 끝까지 이해되지 않는 부분이 하나도 없었다. 껌종이 부분에다가 밑줄을 빨갛게 치고 싶었다. 근래에 강의 준비를 하면서 보고서를 다시 꺼내어 보다가 이런 것들을 새롭게 발견했던 것이다. 1기생 명단에서 전화번호를 찾아서 문자를 보냈다. '당신은 목음체질입니다.'

자꾸 쥐가 나요!

경기도 남양주시에 있던 때다.

"원장님 오오랜만이네예?"

'예, 어서 오십시요. 오랜만에 오셨네요.'

예순여덟의 할머니시다. 아니 시골노인네 티가 나지 않는 멋쟁이 '아주머니'시다. 8개월 만이니 뵌 지 한참 지났다. 내가 놓아드리는 침발이 아주 잘 받는 환자분 중 한 분이다. 물론 이미 체질을 확정했기 때문이다.

'오늘은 어디가 불편하세요?'

"자꾸 발에 쥐가 나네예. 전에도 간혹 그러긴 했는데, 어젯밤엔 다리를 움직일 때마다 그러더라고예."

'얼마나 자주 그러시는데요?'

"요새는 일주일이면 몇 차례 그러는 거 같아예. 거저께는 낮에도 쥐가 나서 혼났어예."

'아, 그러시군요. 침대에 올라가 보세요.'

전동베드가 올라간다. 그런데 아주머니께서 엉거주춤 일어나시더니 종아리에서 무언가를 빼낸다.

"아들이 일본 갔다가 오며 사다주데예, 뭐 혈액순환이 잘 된다나."

침대 위에 놓여진 물건은, 그러니까 처음 본 물건은 아니다.

"일본서 인기라고 하데예."

나는 맥을 본 다음 침을 놓았다.

아주머니의 양쪽 종아리에는 무언가에 눌린 흔적이 남아 있었다. 그 물건은 실리콘재질의 둥근 고리인데 검정색과 흰색의 한 쌍이다. '오호!' 아마도 발목에 걸치는 것이리라. 만병통치 건강 옥팔찌의 변형인 셈이다. 환자분들이 손목에 차고 오는 것은 보았으나 발목용은 첨 본 거다.

베드가 내려오는 동안,

'이거 인제 하지 마세요. 이거 뭐 대단한 게 아닙니다.'

"아들이 사다주니 그냥 했지요. 일제라고. 뭐 넘들이 다 사니 휩쓸려 샀나봐예. 내가 봐도 별 거 아니더만. 근데 그게 자다보면 종아리 위로 기어 올라와서 귀찮아예. 이젠 하지 말아야지."

'네, 이젠 하지 마세요. 몇 번 더 치료하시면 좋아지실 거예요.'

나는 멋쟁이 아주머니께, 아드님이 그 물건을 언제 샀느냐고 묻지 못했다. 이 분은 목음체질이다. 눈치가 빠르니 내가 물으려는 의도를 금방 알아차릴 것이다. 그리고 자신이 내게 와서 보인 행동이 아주 창피스럽다고 느낄 것이며 그러면 다시는 나를 보러 오지 않을 것이다.

대학 시절에 진단학 수업 내용이 생각났다. 교수님이 자신의 일이라고 하면서 들려주신 일화다. 첫 아이를 낳아서 얼마 되지 않았을 때다. 밤에 아이가 깨서 보채며 우는데 왜 우는 지를 도통 모르겠더라는 것이다. 열도 없고 배도 부르고 기저귀에 똥 오줌을 싼 것도 아닌데 계속 쉬지 않고 울더라는 것이다. 한의사 자존심에 병원에 가기는 어렵고 어떻게든 집에서 해결하려고 했지만 영 방법이 없어서 할 수 없이 병원 응급실에 데려갔다고 한다.

응급실을 지키고 있던 수련의가 이리저리 보더니 대수롭지 않다는 투로 기저귀를 고정하는 노란색 고무줄을 들춰본 것이다. 그리고는 고무줄을 아래로 당겨서 풀어줬다. 거짓말처럼 아이의 울음이 그치더란다. 기저귀가 없는 양쪽 옆구리에 고무줄에 눌린 피멍이 선명했다.

내가 그날 그 아주머니의 실리콘밴드를 본 것은 운이 좋았다. 아니 체질침 덕분이다. 체질침을 놓으려면 무릎 아래와 팔꿈치 아래를 반드시 노출시켜야 하기 때문이다.

블로그와 목음체질

2006년 5월에 Onestep8.com에서 회원게시판에 댓글로 '제가 움직이는 생활이 그저 체질 속에 젖어 있으니, 보이고 겪는 모든 결과 속에서 체질이 묻어나옵니다' 이렇게 적으며 당시의 내 삶은 8체질의학이라는 큰 흐름 속을 따라가는 작은 물고기 같은 거라고 생각했다. 만약 그 흐름의 수면 위로 튕겨 나온다면 순간 나는 아무런 의미 없이 말라버릴 것 같았다.

2005년을 전후해서 열심히 블로깅을 했었다. 그렇게 경험을 하고 블로깅(blogging)이란 관음(觀淫)과 노출(露出)의 절묘한 조화라고 혼자 규정했다. 사람들은 블로그를 통해 자신을 적당히 노출시키고 또 다른 사람의 삶을 엿본다. 내 관찰의 초점은 주로 이웃들의 체질이었다. 물론 사람들은 타인들의 모니터 위로 자신의 참 삶을 온전히 드러내지는 않는다. 실제로 자기가 스스로 쓰지도 않은 글이나 사진들을 퍼 날라서 마치 자신의 것인 양 올려놓고 자랑하는 미친 자들도 종종 있다.

다른 사람들의 블로그를 열심히 보니 블로거들의 다양한 행태에서 어떤 흐름을 감지할 수 있게 되었다. 특히 나와 같은 체질이 만든 블로그는 금방 알아볼 수 있는 눈이 생겼다. 그것은 비슷한 성향의 글과 작품들을 반복적으로 읽고 익힘으로써 나와 같은 체질에 대한 이해의 폭이 넓어진 결과다. 또한 한계를 예측할 수도 있게 되었다. 최소한 그 사람이 어느 정도까지 인식하고 있는지 짐작이 가능해졌다는 거다. 다른 목음체질들이 쓴 글이나 작품들이 내 거울에 비춰지면 그것들은 크게 이지러지지 않고 제 모습을 잘 드러내 준다. 그리고 그것들을 바라보는 내 창문도 덩달아 더 투명해진다.

그런데 문득 예전의 어떤 이가 떠올라 그 분의 블로그를 탐색해보면 존재하지 않는다는 안내가 뜬다. 나 또한 벌써 블로깅을 접고 블로그를 닫았으므로 그리 놀랄 일은 아니다. 어느 날 갑자기 자신의 존재를 지우는 성향도 목음체질 속에 들어있는 건지 좀 생각해봐야겠다.

「늘 갈림길, 한 걸음 더 ewriter.egloos.com」를 운영하는 최성민 선생은 대학에서 문학을 강의하는 분이다. 블로그 열심히 하던 시절에 알았던 분인데 지금도 꾸준히 좋은 글을 자신의 블로그에 올리고 있다. 최성민 씨 블로그를 소개해주었던 이강룡 씨는 글쓰기 선생이다. 이강룡 선생의 강의 영상을 본 의료인 체질학교 수강자가 '이강룡 씨 강의를 블로그로 옮기면 최성민 씨가 쓴 글 같아질 것'이라고 했다. 이런 순간에는 내가 의료인 체질학교를 잘 열었다는 생각이 든다.

이강룡 선생은 블로고스피어에서 이미 유명한 파워블로거다. 그의 홈피는 「리드미파일 readme.kr」이다. 이 분들의 블로그를 방문하여 잘 살펴본다면 목음체질에 대한 새로운 이해나 깨달음이 생길 것이다. 시각적 요소를 강조하는 화려한 스킨이나 그림 같은 것보다는 소박하게 꾸미고 글쓰기에 주력하는 블로거는 목음체질이 많다. 그리고 적당히 숨기고 적당한 노출을 즐기는 성향으로 본다면 블로그는 목음체질에게 아주 재미있는 놀이감이다.

목음체질의 특징

체형	팔과 다리가 길다. 흉곽이 좁고 복강 쪽이 넓다. 어깨가 좁다. 목이 길다.	
감정 성품 성향 태도	예민하다.	급하다.
	즉흥적이다.	겁이 많다.
	몽상가이다.	좋은 것에 쉽게 빠진다.[몰입경향]
	현실적이다.	거만하다.
	게으르다.	폼 잡으려고 한다.
	느리다.	분위기 파악을 잘 한다.
	쉽게 흥분한다.	눈치가 빠르다.
	복수심이 있다.	비교적 언변이 좋지는 못하다.
	상처를 잘 받는다.	능청스럽다.
	남에게 아쉬운 소리를 잘 못한다.	독하지 못하다.
	허풍이 있다.	

기호 취미	꼼꼼하고 정리정돈을 잘 한다. 수집벽 : 우표, 동전, 책, 지폐, 기념품 등 소품(小品) 몽상가적 기질이 있다.		
신체 질병	호흡이 짧다. 과민성 대장이다. 배탈이 잘 난다. 배가 불편하면 잠을 방해한다. 보통 대변이 묽은 편이다. 건강하면 대변을 굵게 자주 본다.		
재능	몽상가이다. 감수성이 뛰어나다. 기획력이 있다.	문학 체육 직업	시인, 수필가, 작가 야구의 투수, 골프, 축구 기획가, 정보분석가, 도서관 사서, 교사, 역사연구가
위험 질환	알콜중독 우울증 조울증		

토마토 처방 뽕 처방

해독 쥬스가 유행이다. 당근 양배추 브로콜리 토마토에 사과 바나나를 함께 갈아서 마시라는 것이다. 그런데 해독한다는 주장만 있을 뿐 이 쥬스가 어떻게 몸 안의 독소를 없애주는지 명확한 근거가 있는 것 같지는 않다.

과일이나 열매를 이용하는 처방이 한의서에 있다.

과일을 이용하는 대표적인 처방은 이붕고(梨硼膏)이다. 배와 꿀을 이용해서 만든 약으로 오래도록 낫지 않는 기침에 쓴다. 체질론으로 보면 이것은 폐가 약한 목양체질에게 아주 적합한 약이다.

매실의 껍질을 벗기고 짚불 연기에 그을려 말리면 오매(烏梅)가 된다. 기침이나 설사를 멈추게 하는 효능이 있다. 이것은 폐와 소화기가 약한 수음체질에게 좋은 약이다.

뽕나무 열매인 오디를 상심자(桑椹子)라고 부른다. 영화배우 이대근 씨는 영화 「뽕」으로, 탤런트 조형기 씨는 「뽕 2」에 출연해서 남자배우로서 특별한 이미지를 얻었다. 오디를 우유나 요구르트와 함께 갈아서 먹으면 목음체질 남자에게 아주 좋다고 적극 추천하던 동료가 있었다. 전북 정읍에 계신 분이다.

남자에게 좋긴 좋은데 설명할 도리가 없다던 산수유는 구기자와 생김새나 효능이 비슷하다. 그런데 산수유를 약으로 쓸 때는 씨를 빼야 하고 구기자는 씨째로 쓴다. 산수유는 예로부터 용인산을 으뜸으로 쳤다. 임금님 진상품이었는데 용인 산수유는 씨를 빼는 독특한 방법이 있었다. 관내의 처녀들을 모아서 일일이 산수유를 입에 머금었다가 씨를 빼냈던 것이다. 산수유는 모든 남성에게 좋은 것이 아니고, 신장을 약하게 타고 난 토양체질과 토음체질에게 좋고 금양체질에게도 도움이 된다.

세종대왕은 앵두를 즐겼다고 한다. 그래서 맏아들인 문종이 세자 시절에 아버지를 위해 궁궐 후원에 앵두나무를 많이 심었다고 한다. 앵두는 동무 이제마 선생이 새로 만든 태양인을 위한 처방에 들어 있다. 세종대왕은 어려서부터 고기를 무척 좋아했다고 한다. 마치 고기에 미친 것처럼 밥은 먹지 않고 고기만 먹는 때도 많았다는 것이다. 세종대왕은 당뇨와 합병증으로 30대부터 고생했다. 54세로 일찍 생을 마친 것은 육식 습관도 크게 영향을 미쳤을 것이다. 세종대왕이 지녔던 재능으로 본다면 세종대왕은 아마도 금양체질이거나 금음체질이었을 것이다.

회의과 완벽

돌다리도 두드려 보는
수양체질(水陽體質)
RENOTONIA

돌다리도 두드려 보고 건너는 수양체질은 세상의 모든 일에 의심을 품은 사람이다. 이때의 의심은 나쁜 의미가 아니다.

수양체질은 객관적인 사실과 논리적인 체계를 중시하는데, 그래서 경험보다 이론에 얽매일 수도 있다.

엉덩이를 붙이고 처음부터 끝까지 꼼꼼하게 확인한다. 그래서 회계업무 같은 것을 맡기면 윗사람이 참견하지 않아도 완벽하게 해 놓는다. 자신의 일이 완벽해져야 스스로 안심이 되기 때문이다. 건강이 나빠지면 확인을 거치는 과정이 부실해져서 마음이 안정되지 않는다.

먼저 망설임

한의과대학에 들어가기 전에 단 한 번도 한의원에 가본 적이 없었다. 다만 외할아버지께서 한약방을 하셨기 때문에 어릴 적부터 한약은 친숙했다. 방학 때 외가에 가면 늘 천정에 약봉지가 매달린 방에서 잤기 때문이다.

한의과대학에 입학하니 차를 타고 가다가보면 한의원만 보였다. 체질론을 공부하기 시작했더니 사람을 보면 체질이 먼저 궁금해지는 거다. 버스를 타도 전철을 타도 TV를 보아도 소설책을 펼쳐도 사람들의 체질을 먼저 생각하게 되었다. 저 사람이 왜 나를 뚫어지게 쳐다보면서 위아래로 훑어보나 하고, 다른 사람의 오해를 살 만도 하다.

피겨 스케이팅 선수 김연아가 유명해지니 그의 체질이 궁금해져서 게시판에서 동료들과 의견을 나누기도 한다. 의료인 체질학교를 진행하면서 수강자들에게 숙제를 낸다. 피겨 스케이팅의 김연아 선수, 기계체조의 양학선 선수, 마라톤의 이봉주 선수의 인터뷰 영상을 본 후에 세 사람의 특징을 파악하고 정리해서 세 사람의 체질을 추정해 보십시오.

체질론은 상대론이다. 모든 개념은 상대적이다. 그래서 비교대상을 설정하면 개념을 쉽게 이해할 수 있다. 김연아가 외향적인가, 적극적인가, 사교적인가, 김연아가 달변인가, 김연아에게 순발력이 있는가, 다른 사람을 위한 배려심이 많은가, 김연아가 자기 표출적인가 충동적인가, 김연아에게 뽐내려는 욕망이 있는가, 김연아가 모험적인가, 낙천적인가.

김연아의 자리에 양학선과 이봉주를 넣어보아도 된다.

이 세 사람은 기본적으로 낯가림이 있고 첫 표정이 자연스럽지 못하고 어색하다. 무언가 망설이고 소극적인 태도를 보여준다. 말투는 어눌하고 시선처리도 미숙하다. 대담 진행자가 묻는 말의 핵심을 놓치기도 하고 대답이 짧다. 물어오는 말에만 대답을 하지 상대를 위해 부가적인 설명을 하지 않는다.

라이벌에 대해 평가를 해달라는 요청을 받더라도 자기 자신의 기술과 훈련과 준비가 더 중요하다고 말해 버린다. 그런 과정을 통해서 예측 가능한 결과를 중요하게 생각한다. 운이나 요행을 바라지 않는다.

김연아와 동시대에 활약한 일본 선수 아사다 마오는 표정이 늘 발랄하고, 실패를 해도 계속 도전하고 시도하는 끈기가 있다. 감정에 쉽게 영향을 받아서 작은 실수로부터 시작해서 경기를 망치는 경우가 많다. 눈물도 많지만 자기 소신이 분명하고 당찬 면모가 돋보인다.

안도 미키 선수는 소신 있는 언행을 보이고 당당한 몸가짐을 갖고 있다. 그런데 표정은 늘 깊은 슬픔을 지닌 듯하고, 세속적인 욕심에서는 벗어난 듯한 태도를 보여준다.

이렇게 보니 김연아 선수와 아사다 마오와 안도 미키의 체질은 서로 다르리라고 짐작할 수 있다. 김연아 선수는 수양체질, 아사다 마오는 목음체질, 안도 미키는 금음체질일 것이라고 나는 생각한다.

김연아, 양학선, 이봉주의 인터뷰 특징

세 사람의 인터뷰 특징을 상대되는 체질의 특성과 비교해 보았다. 비교 대상을 설정하면 개념을 쉽게 이해할 수 있다.

세 사람의 공통점	상대되는 체질
낯가림, 어색한 표정	드러냄, 자연스런 미소
망설임, 소극적인 태도	거침없음, 적극적인 태도
어눌함, 장황함	달변, 유창함
시선처리 미숙함	능수능란
핵심을 못 찾음	말해야 하는 것과 말하고 싶은 것을 표출
간결함	많이 말하고 싶어 함
빨리 끝내고 싶음	이것저것 더 말함
자기 자신에 충실	남과 비교하기 좋아함
라이벌에 대한 평가 자제	우월성의 과시
자기만족적 태도	외부의 평가에 민감
훈련하는 과정이 중요	나타나는 결과가 중요
상대에 대한 배려 부족함	상대를 위한 센스 있는 행동
세밀하고 정확함	허술하고 얼렁뚱땅임
동발상황에 대처가 미숙	순발력, 임기응변 능함
보수적인 태도 유지	인터뷰 주제 외에 엉뚱한 것에 관심

남색 검정 보라

딸아이는 활발한 성격은 아니다. 대학에 가서 1년이 더 지난 후에 어느 날 자신에게 대인공포증이 있는 것 같다고 심각하게 말하는 것이다. 생소한 사람과 처음 대화하는 것이 너무 부담된다고 한다. 사교 공포인 셈이다. 이 아이는 입학할 때 자유전공학부로 들어가서 학년이 올라갈수록 낯선 학생들과 마주칠 일이 더 많을 텐데 나도 걱정이 되었다. 내가 생각하니 딸아이의 문제는 일단 '말'인 거 같다. 수업 과제 중에서 발표가 제일 부담된다고 하니 내 짐작이 대충 맞겠다.

초등학교 때 만화 그리는 걸 좋아했고 내가 보아도 제법 잘 그렸다. 그래서 만화 축제에도 몇 번 데려갔다. 부천국제만화축제에 가서는 말레이시아 시사만화가인 레지 리(Reggie Lee) 씨에게서 칭찬도 듣고 사인도 받았다. 그런데 딸아이의 그림에서 부족한 데가 있었다. 밑그림은 잘 그리는데 거기에다 색을 칠하기만 하면 그림을 망치는 것이다. 그래서 학교에서 과학만화 그리기 같은 것을 하면 내용도 좋고 그림 구성도 좋은데 1등은 영 못하는 것이다. 만화뿐만 아니라 다른 그림도 마찬가지였다. 일테면 남색 옆에 검정색을 칠하고 그 옆에 바로 보라색을 칠하는 식이다. 그래도 딸아이가 좋아하니 만화 그리는 도구도 사주었었다.

우리 집에는 딸아이의 만화책만 꽂아두는 전용 책장이 있다. 물론 거기 꽂힌 만화의 대부분은 내가 사준 것이다. 그 중에 일본 작가인 오다 에이치로의 원피스가 있다. 1997년에 발간을 시작한 이 만화는 아직도 끝이 나지 않고 계속 발간되고 있다. 딸아이가 대학입학 원서에 자기소개서를 쓸 때 '자신에게 영향을 준 책 세 권'에 대해 쓰는 항목이 있었다. 그 중요한 책 세 권에 원피스를 포함시켜서 자기소개서를 낸 학생은 내 딸이 유일하지 않았을까 때때로 혼자 되새기곤 한다.

딸아이가 중학교 3학년 때다. 애니메이션고등학교에 가겠다는 것이다. 그 학교는 경기도 하남시에 있다. 담임선생님도 전교 1등을 하는 학생이 외고나 과학고도 아니고 애니메이션고에 가겠다고 하니 황당하다는 것이다. 내가 체질론을 공부하는 사람이 아니었다면 그때 딸아이의 선택을 반대하지는 않을 것 같다. 그런데 나는 골수 8체질론자다. 그리고 딸아이는 수양체질이다. 8체질론으로 보면 색채감각과 그림 그리는 재능은 정반 대 체질인 토양체질의 몫이다. 나는 단호하게 결사반대를 외쳤다. 그리고 이렇게 덧붙였다. '니가 애니메이션을 전공해서 장차 흑백 애니메이션만 그릴 거라면 모르지만 요새 어디 흑백이 있냐, 모두 총천연색 칼라가 아니 냐, 안 된다, 너도 니가 색에 소질이 없는 거 잘 알고 있지 않느냐'

그 때 딸아이에게 너무 큰 상처를 주었다. 그렇게 하지 않았으면 막지 못했을 것이다. 물론 미키마우스와 미니마우스가 나오는 뛰어난 흑백 애 니메이션 작품이 있었고, 유명한 감독들은 요즘도 일부러 흑백으로 수준 높은 작품을 만들기도 한다. 그러니 나의 주장은 억지에 가까웠다. 애니 메이션 학교를 나왔다고 모두 스튜디오에서 직접 만화에 색칠만 하고 있 지도 않을 텐데 말이다.

결국 딸아이는 일반 고등학교에 진학했고 2학년 때는 이과를 선택했다. 그리고 과학만화 그리기는 딸의 장기가 되었다. 딸아이는 요령을 터득했 다. 색연필 같은 것으로 색을 엷게 칠하는 것이다. 고등학교 때 받은 만화 그리기 상장 몇 개가 수시전형 합격에 분명히 기여했을 것이다. 이 글을 쓰는 지금 2014년 10월에 딸은 4학년 2학기 중이다. 자기가 앞으로 더 공 부할 방향으로는 통계학을 선택한 것 같다. '참 좋은 선택'이다.

통계학은 수학적인 방법론에 기초하고 있다. 딸아이는 다른 어떤 과목 보다도 수학에 소질이 있다. 통계학은 통계로 얻는 자료를 분석하고 해석 하여 규칙성과 불규칙성을 찾아낸다. 이때는 철저하고 실증적인 태도가 필요할 것이다. 어릴 때부터 딸아이의 공부하는 습관을 봐왔다. 반복적 으로 정리하고 확인하는 공부 태도를 갖고 있다. 건성건성 넘기지 않고 구 석구석을 꼼꼼하게 살핀다.

나는 수학에는 젬병이다. 내 딸이 수학을 잘하는 것이 너무 신기하다. 딸이 자유전공학부를 지원한 것은 인문 쪽 공부를 하고 싶어서였다. 복수 전공 하나는 언론정보학이다.

자매님 기쁜 소식입니다

복고풍의 투피스를 단정하게 차려 입고, 핸드백은 팔에 걸고, 양손을 가슴 밑에 모아서 금빛 나는 두꺼운 책을 보듬고 있다. 두 분이다. 닫혀 있는 철문을 두드린다. 땅땅땅, 자매님, 자매님. 그 목소리 참 낭랑하다. 문 안에서는 아무 반응이 없다. 다시 조금 소리를 높여서 탕탕탕, 자매님, 자매님, 기쁜 소식입니다!

그제서야 빼꼼 문이 열린다. 걸쇠가 안으로 걸려 있어서 문은 그 정도만 열리고 만다.

만약에 그 문틈으로 얼굴을 보인 사람이 수양체질이라면, 문 밖에 선 이 두 사람은 그 철문을 열고 집 안으로 들어서지는 못할 것이다. 수양체질은 '하나님을 내 눈 앞에 보여준다면 내가 하나님을 믿어보겠다'는 태도를 가지고 있기 때문이다. 열성 전도꾼인 이 두 분은 오늘 임자를 잘못 만났다.

수양체질은 종교 문제뿐만 아니라 세상의 모든 일에 대해 기본적으로 회의적이다. 의심을 품는 것이다. 수양체질의 의심은 꼭 나쁜 의미는 아니다. 수양체질은 자신이 경험을 해서 확인한 것만 믿으려 하기 때문이다. 그리고 그렇게 해야 자신의 삶이 편안해진다.

여러 일들이 앞에 펼쳐져서 이것저것 의심하고 그것을 직접 확인해야 한다면 그는 심란해진다. 또 무언가 선택해서 결정을 내려야 할 때도 그렇다. 선택해야 할 것들 사이에서 마음이 갈팡질팡해지면서 불안해진다. 그래서 종종 상대방으로부터 '너는 왜 이랬다 저랬다 하느냐'고 지청구를 듣기도 한다.

또 자신이 어렵게 결정해서 실행한 일의 결과가 애초에 예측했던 것과 다르게 나오면 초조해지면서 불안해진다. 자신이 열심히 의심했던 보람이 없어졌기 때문이다. 그러니 수양체질에게는 실패의 부담이 큰 주식투자나, 투기성이 있는 게임이나, 당첨 확률이 지극히 낮은 복권 구입 같은 일은 어울리지 않는다.

냉수마찰을 즐기던 6학년 때 선생님

충북 단양읍에 있던 단양국민학교는 지금은 학교터만 남아 있고 건물은 모두 사라졌다. 충주댐이 생기면서 물속에 잠기기 전에 건물을 모두 헐어버린 것이다. 단양국민학교 6학년일 때 담임은 박한수 선생님이다.

선생님은 운동장에 서 있는 평행봉에서 물구나무를 섰다가 몸을 휘젖기도 하면서 묘기 같은 동작을 우리들에게 종종 보여주셨다. 그리고 우리 학교의 핸드볼부를 지도하였고 핸드볼 국제심판이기도 했다.

학급에서 자신의 건강비결인 냉수마찰을 우리들에게 전수하려고 노력하였다. 어느 날 수건을 들고 오라고 하시고는 우리의 웃통을 모두 벗기고 냉수마찰 하는 방법을 시범을 보이면서 가르쳐 주신 것이다. 그러면서 찬물이 부담이 되면 마른 수건으로 살을 비벼보라고 하셨다. 우리들의 피부는 저마다 울긋불긋해졌다.

내가 제천에서 개원하고 있을 때 아버지의 회갑연을 치렀는데 그때 오셔서 오랜만에 선생님을 뵐 기회가 있었다. 여전히 건강하시다는 말씀을 들었다. 선생님의 건강비법을 어린 우리들에게 전해주려고 애쓰셨지만 냉수마찰은 선생님의 체질인 수양체질에게 이로운 건강법이다. 수양체질은 겉열이 있어서 냉수마찰로 겉열을 해소해주면 몸의 균형이 맞아서 건강해진다.

또 수양체질은 어떤 운동이던지 잘 하는데, 특히 기계체조처럼 몸의 균형을 잘 잡아야 하는 종목에 더 장기가 있다.

평균대 위에 선 여자 체조선수의 엉덩이를 보라

인천에서 아시아경기대회가 열렸다. 평균대 위에 선 여자 체조선수의 엉덩이를 보라. 오해마시라. 이건 성희롱이 아니다.

보통 여자 기계체조선수들의 몸매는 아담한데 자세히 보면 어깨가 넓고 탄력적인 엉덩이를 가진 선수들이 많은 걸 알 수 있다. 물론 운동선수라서 군살이 전혀 없으니 볼륨감은 많지 않고 탄력적인 특징만 보여준다. 이런 체형은 수양체질의 신체 특성이다. 수양체질은 선천적으로 신장을 강하게 타고 났다. 그리고 우리 몸에서 신장의 특성을 표현해주는 곳이 바로 엉덩이다.

수양체질의 탄력적인 엉덩이가 높고 좁은 평균대 위에서 균형을 잘 잡을 수 있게 하는 균형추의 역할을 한다. 1976년 몬트리올 올림픽 이단평행봉에서 최초로 10점 만점을 얻었던 나디아 코마네치의 평균대 연기 영상을 한번 찾아서 보라. 수양체질이 보여주는 균형 감각이 어떤 수준인지 당신의 눈으로 확인할 수 있다.

런던올림픽과 세계선수권에서는 금메달을 땄는데 인천 아시안게임에서는 부상으로 제 기량을 보여주지 못한 도마(뜀틀)의 신 양학선 선수도 수양체질이다.

운동장 조회가 길어지면 쓰러지던 친구

요즘은 학교에서 전교생이 운동장에 모여 조회를 서는 일이 없는 것 같다. 군사정권 시절에는 월요일 아침에 애국조회가 있었다.

날씨가 더운 철일 때 교장선생님의 말씀이 조금 길어진다 싶으면 꼭 쓰러지는 친구가 있었다. 그렇다고 그 친구가 무슨 심각한 질병을 가지고 있던 것은 아니다. 그 때 그 친구를 잘 떠올려보자. 그 친구는 일사병으로 쓰러지는 것 말고 또 다른 특징을 가지고 있다.

그 친구는 아마도 변비를 가지고 있었을 것이다. 이틀이 지나고 사흘이 지나고 일주일이 되어도 대변 볼 생각을 하지 않는다. 그런데 이 친구가 그렇게 한참 만에 대변을 본다고 해도 전혀 불편한 느낌이 없고 그게 병도 아니다. 그 친구는 그저 대변 볼 생각이 날 때 대변을 보는 것이지 매일 대변을 봐야 한다거나 아니면 며칠에 한 번은 대변을 보아야 한다거나 하는 생각 자체가 없다.

박찬욱 감독이 연출한 「공동경비구역 JSA」에서 김태우가 연기한 남성식 일병은 '소식이 왔을 때 참지 않는 것이 참된 변비 환자의 자세라고 이수혁 병장이 말했다'고 했는데, 수양체질이야말로 신호가 왔을 때 대변을 볼 뿐 정기적으로 얼마 만에 대변을 보아야 한다는 생각이 없다. 진정한 변비인은 수양체질인 것이다.

그런데 주변 사람들의 말을 듣기 시작하면 자신이 마치 큰 장애를 가지고 있는 것처럼 잘못 생각할 수도 있다. 그래서 전혀 먹을 필요가 없는 변비약을 먹게 되는 수양체질이 많다고 생각한다. 대부분의 변비약에는 센 나라는 하제(下劑)가 들어 있다. 쓸 데 없이 억지로 밀어내면서 그때마다 기운을 상하게 될 것이다.

수양체질은 또 땀을 흘리지 않아야 건강하다. 그래서 혹시 사우나나 찜질방에 가서 흠씬 땀을 뺀다면 온몸이 처지고 맥을 못 춘다. 수양체질이 병이 들었는데 땀을 흘리면 병이 깊어진다는 징조다. 햇빛 아래에 오래 노출되면 겨드랑이에서 땀을 흘리며 쓰러지게 된다.

돌다리도 두드려보고 건너는 수양체질

수양체질은 세밀하고 정확하며 조직적이므로 정리를 잘 하고 뒷마무리가 깔끔하여 회계 관리 같은 일에 잘 어울린다. 그리고 모든 것을 숙고한 후에 결정하고 그런 판단 후에 스스로 체험하고 확인하고 터득한 것만을 믿으려는 경향이 강하다. 절차와 순서를 중요하게 여기고 완벽주의적이며 지극히 현실적인 성향을 가지고 있다.

특성이란 개성이며 다른 체질에는 없는 특별한 성질이다. 그러므로 특성이라고 하면 보통의 평균보다는 지나친 것이다. 목양체질의 땀은 찬밥을 먹을 때도 흐르는 상황이고, 토양체질의 말은 행동이 미처 따라가지 못할 정도로 지나치게 급하다.

권도원 선생이 수양체질을 설명하면서 '그야말로 돌다리도 두드려보고 건너는 성격'이라고 비유적으로 강조하여 표현한 것은 이 점이 다른 체질과 구분 짓는 수양체질 만이 가진 특성이라는 것이다. 풀어 보면, 돌다리는 안전이 이미 확인되어 있어서 구태여 두드려보고 건널 필요가 없는데, 다른 모든 불안전한 요소에서는 늘 그러하지만 돌다리조차도 선뜻 믿지 못하고 두드려 확인해야만 한다는 것이다.

그러므로 돌다리도 두드려보고 건넌다는 속담은 어떤 수양체질의 실지 행태로부터 출발했을 것이다. 최초에 그런 행동 특성을 보여 준 누군가가 수양체질이었을 것이며 그런 사실에 대한 관찰을 통해서 관용적인 의미를 갖게 되었을 것이다.

수양체질의 특징

체형		몸통은 세장형(細長型)이다.
		여성은 아담하고 몸매가 곱다.
		어깨가 넓고 골반이 발달했다. [탄력적인 엉덩이를 가졌다.]
감정 성품 성향 태도	회의적이다	돌다리도 두드려보고 건너는, 삶의 기본 태도가 의심이다
	냉소적이다	비관적이다.
	비평적이다	자신의 틀에 맞지 않으면 지적을 해야 한다
	원론적이다	원리원칙에 투철하다.
	객관적이다	정해진 논리에 의해 사실로 드러나는 것을 선호한다.
	실용적이다	실제로 필요하지 않은 것을 바라지 않는다.
	실리적이다	자신의 이익을 우선한다.
	소극적이다	먼저 나서지 않는다.
	현실적이다	허황한 생각을 하지 않는다. 도박과 투기적인 일에는 부적합.
	보수적이다	안정적이고 현실적인 것을 좋아한다.
	직관적이다	다른 사람이 가진 논리의 허점을 잘 파고든다.
	현실안주형	세계가 좁다. 밖으로 돌아다니는 것을 즐기지 않는다.

감정 성품 성향 태도	심사숙고형	확인하고 또 확인한다.
	침착하다	쉽게 흥분하지 않는다.
	순발력 부족	속도가 필요한 일에는 적합하지 않다. 임기응변에 능하지 않음.
	언변 부족	말솜씨가 없는 편이고, 표현이 장황하다.
	비사교적	대인관계가 제한적이다.
	계획적이다	계획대로 정해진 과정을 따라 진행되는 것을 선호한다.
	색채감각부족	패션 감각이 부족하다.
기호 취미		냉수마찰
		수영
		바느질, 뜨개질
		가계부 작성
		돈[錢]을 중요하게 생각한다.
신체 질병		변비가 있으나 질병이 아니다.
		햇빛 아래 오래 노출되면 땀을 흘리며 쓰러진다. [일사병]
		대인공포증
		땀을 흘리면 힘이 빠지고 지침.
재능	체육	기계체조, 오래달리기, 축구[미드필더], 수영[다이빙], 피겨스케이팅
	예술	가수, 대중소설가
	직업	회계사, 통계학자, 은행가, 드라마작가, 연기자, 운동경기 심판, 법률가
위험 질환		불안신경증, 강박신경증
		신장염

말과 문화 그리고 체질

아래의 문장들을 보고, 괄호 안에 들어갈 말을 생각해 보자.

- 아편을 ( ).
- 연탄가스를 ( ).
- 그는 벌써 여러 여자를 ( ).
- 나는 마음을 독하게 ( ) 그녀를 외면하였다.
- 네 살 ( ) 아이.
- 솜이 물을 ( ) 무겁다.
- 하루 종일 욕만 되게 ( ).
- 체육 대회에서 우리 반이 일 등을 ( ).
- 남은 이익은 모두 네가 ( ).
- 뇌물을 ( ) 탈세를 눈감아 주다.
- 상대편에게 먼저 한 골을 ( ).
- 경리 직원이 회사의 공금을 ( ).
- 사과에 벌레가 많이 ( ).
- 이 고기에는 칼이 잘 ( ) 않는다.
- 약속을 잊어 ( ).
- 얼굴에 화장이 잘 ( ) 않고 들뜬다.
- 노예처럼 부려 ( ).
- 공사에 철근이 생각보다 많이 ( ) 걱정이다.
- 야구공으로 유리를 깨 ( ).
- 그 노릇도 이젠 해 ( ) 힘들다.
- 부모님의 유산으로 사업을 시작하니 내가 너보다는 한 수 ( ) 들어가는 셈이지.
- 내가 시키는 대로만 하면 적어도 천만원은 ( ) 떨어질 수 있을 거야.
- 음식을 배불리 ( ).

우리가 익히 알고 있듯이 괄호 안에 들어갈 말들의 기본형은 '먹다'이다. 먹는다는 말을 이렇게 다양한 의미로 쓰는 민족은 아마도 우리 한민족 말고는 없을 것 같다. 들어가고 삼키는 유형 무형의 모든 행위에 쓰이는 것도 모자라, 차지하고 정복하고 심지어는 망치는 행위까지도 먹다를 쓴다.

왜 그럴까? 어떤 학자는 이런 현상의 원인을 보릿고개로 표현하는 우리 민족의 오랜 배고픔의 역사에서 찾았다. 그리고 그것을 보편적인 한국인들의 식탐 경향과 연결 지어서 말한다. 즉, 옛날에 지지리도 못 먹고 살아서 대리만족 삼아서 먹다와 유사한 행위를 무조건 먹다로 표현하고, 오랜 배고픔의 기억이 유전자로 남아서 이것저것 먹을 것을 탐한다는 것이다. 제법 그럴싸한 해석이다. 과연 그럴까?

사실 인류의 역사 속에서 어떤 민족, 어느 나라든지 소수의 지배층을 제외하고 배불리 먹고 산 서민들은 없었을 것이다. 유독 한반도에 정착한 우리 민족만 배고팠던 건 아니라는 말이다.

체질학은 역사와 문화 속에서 체질이 남긴 단서를 잡는다.

우리의 언어 속에서 먹다가 '음식을 먹다'라는 기본적인 의미를 넘어 다방면에 광범위하게 쓰이는 현상에는, 우리 민족의 구성원 중 다수가 먹는 것을 대단히 즐기는 사람들이라는 의미가 숨어 있다. 배가 고팠기 때문에 먹다에 목을 맨 게 아니라, 늘 잘 먹기 때문에 먹다와 연관된 것이라면 무심코 먹다를 붙여서 이해했다고 추측할 수 있다. 즉 우리 민족은 넘치는 섭취 욕구를 지닌 사람들의 분포가 많다는 뜻이다.

무엇이든지 잘 먹고 소화를 잘 시키는 사람들은 비교적 여유롭고 너그러운 반면에 음식에 탈이 잘 나는 사람들은 비교적 까칠하고 까다롭다. 여기에서 주의해야 할 것은 잘 먹고 소화를 잘 시키기 때문에 너그러워졌다거나, 먹는 것마다 탈이 잘 나서 까칠해졌다고 이해해서는 안 된다는 거다. 잘 먹고 여유로운 경향이나, 먹는 것에 탈이 잘 나고 까다로운 특징은 그런 사람들이 본디 지닌 성질이다. 바로 그런 사람들의 체질이라는 것이다.

위허과 협소

느릿느릿 백 번 씹어 삼키는
수음체질(水陰體質)
VESICOTONIA

수음체질은 소화기관이 약하다. 그래서 천천히 먹고 조금씩 먹어야 한다.

수음체질은 자신의 세계 자신의 영역에 안주하기를 좋아해서 외부 세상을 향한 통로를 좁게 유지하고 있다. 객관이나 이론보다 자신의 경험을 앞세우는 태도를 보인다.

수양체질보다는 느리고 수양체질보다는 너그럽고 수양체질보다는 헐렁하고 수양체질보다는 투기적이다.

백 번을 씹어서 삼키는

충청북도에서 태어나서 14년을 살았다. 그런 후에 경상도에서 5년을 살았는데 그 중에 대구에서 고등학교를 다녔다.

대학에 들어갔더니 선배들이 대구향우회에 오라는 것이다. 그래서 나는 충북 사람이라 충북향우회에서 오라면 모를까 대구향우회는 나와 어울리지 않는다고 생각했다. 그런데 바로 한 학년 위에 고교 동문 선배가 둘이나 있었다. 그 형들을 무시했다가는 6년 대학생활이 순탄하지 않을 것 같아서 말도 어색한 대구향우회에 나가게 되었다.

함께 입학한 동기가 여섯 명이었는데, 입학 초기라 알게 된 사람도 많지 않고 처음에는 이들과 어울려 다녔다. 점심을 먹는데 한 친구가 밥 먹는 태도가 참 독특했다. 일단 먼저 기도를 한 후에 밥을 퍼서 입에 넣고는 거의 백 번은 씹는 것 같았다. 처음부터 끝까지 같은 속도로 그렇게 밥을 먹었다. 이미 5분 내외에 밥 먹기를 마친 우리들은 그 친구가 식사를 끝낼 때까지 꽤 오랜 시간을 기다려야 했다. 성질 급한 나는 몇 번 같이 다니다가 도저히 열불이 나고 못 참겠어서 그 친구와 밥 먹으러 다니는 일을 포기해 버렸다.

오랜 시간이 지나서 8체질론을 공부하면서 그 친구가 수음체질이라는 것을 깨닫게 되었다. 수음체질은 위가 아주 약한 체질이다. 소화력이 약하니 늘 먹는 탈이 많다. 그래서 스무 살이 될 때까지 살아오면서 스스로 천천히 오래 씹어서 삼켜야 한다는 경험이 축적되었던 것이다. 수음체질은 오래 씹어서 먹고 조금씩 자주 먹는 것이 좋다.

이 친구는 경기도 광명시에서 개원을 했고 나는 그 친구가 개원을 준비할 때 그 장소를 함께 보러가기도 했었다. 그리곤 오래도록 만나지 못했다. 나중에 다른 동기를 통해서 들으니 사우디 아라비아의 왕족이 전용기를 보내서 모셔갈 정도로 국제적으로 명성을 얻었다는 것이다. 그런데 나는 그 친구가 그 왕족의 어떤 질병을 어떻게 치료해 주었는지 궁금하지는 않고, 왕족이 부자니까 식사 대접도 잘 해주었을 텐데 식사 자리에서 과연 몇 번을 씹고 있었을까 그것이 궁금해졌던 것이다.

수음체질의 협소함

2013년 3월부터 진행하고 있는 의료인을 위한 체질학교는 격주로 10강을 한다. 6강 이후에는 매 강의마다 맥진 모델을 초대하여 체질맥진 실습을 한다. 맥진 모델은 이미 체질이 확정된 분이니 강의 참석자들이 그 분의 체질을 잘 잡아내는지 점검해 보는 것이다. 그리고 맥진 실습이 끝난 후에는 서로 궁금한 점을 나누는 시간을 갖는다.

서울 관악구에서 한의원을 하는 하준욱 선생은 수음체질이고 오랜 동지다. 임상에서 수음체질을 만나는 일은 흔치 않으므로 나는 수음체질 모델이 필요할 때마다 하 선생에게 부탁을 한다. 2007년에도, 2010년에도, 그리고 근래의 2년 동안에도 한 번도 내 부탁을 거절한 적이 없다.

2013년 겨울이었는데 강의와 실습을 마치고 집으로 돌아가야 하는데, 같은 방향이니 나를 집에까지 데려다 주겠다는 것이다. 그날은 다른 모델이 또 있어서 그럼 셋이서 같이 가자고 응했다. 차를 세워둔 곳에 갔는데 시동이 걸리지 않는 것이다. 아마도 배터리가 방전된 것 같았다. 하 선생은 당황했는지 계속 시동키만 돌리고 있다.

자동차 보험회사에 출동을 요청하면 금방 올 테니까 가입한 보험회사의 콜센터로 전화를 하라고 했다. 그랬더니 가입한 회사를 모른다는 것이다. 그럼 보험증권을 찾아보라고 했더니 여러 곳을 뒤져도 몇 년 전 것만 보이고 증권이 보이지 않는다. 그래서 가입한 보험회사만 알면 되니 집에 전화해서 부인에게 물어보라고 했다. 부창부수다. 부인도 아는 바가 없다는 것이다.

그러는 동안 시간이 꽤 지났고 차 안은 점점 더 추워졌다. 나는 추위를 심하게 탄다. 성미도 급하다. 더 기다리지 못하고 두 사람을 차에 남겨두고 대중교통을 이용해서 귀가했다. 나중에 들으니 하 선생의 차량 제조회사 A/S센터에 전화를 해서 그곳에서 연결해준 긴급출동 팀이 현장에 와서 해결해주고 갔다고 한다.

함께 남았던 분은 수양체질 김지권 선생이다. 수양체질은 수음체질과 비슷한 구석이 있으니 그 사태를 이해할 여지가 나보다는 더 많았을 것이다.

하 선생을 통해 본 수음체질의 특징 중 하나는 협소함이다. 세상을 향한 창구가 좁다는 것이다. 그리고 수양체질과 수음체질을 비교하면 수음체질은 느리다. 내가 곁에서 보았을 때는 참 답답했지만 그렇다고 그 분이 해야 할 일을 못하는 것은 아니다. 다만 자신의 방식대로 차근차근 천천히 행할 뿐이다.

야식을 이해할 수 없어요

2013년에 의료인을 위한 체질학교에서 배운 박성훈 선생은 경북 청도에서 공중보건의로 근무하고 있다. 부모님이 계신 집이 부산이다. 박 선생은 외향적인 성품은 아닌데 은근히 유머 감각이 있다. 강의를 들을 때도 종종 강의실 분위기를 훈훈하게 해주곤 했다.

부산에 있는 구환석 원장이 요청하여 의료인 체질학교 부산 클래스를 열었다. 박성훈 선생이 부산 클래스에서 맥진 모델을 했다. 모델 역할을 마치고 자신을 소개하는 자리에서 한 말 중에 내 머리에 깊게 박힌 내용이 있다.

대학교에 다닐 때 학교 앞에서 기거하는 친구들이 밤에 야식을 즐기는 것이 자신은 전혀 이해할 수 없는 세계였다는 것이다. 대학교에 오기 전까지 단 한 번도 야식이란 것을 먹어본 적이 없었다고 한다. 그런데 친구들과 어울리다 보니 야식을 먹어야 할 경우가 많이 생겨서 자신도 따라 해보았는데 그 때마다 번번이 고생을 했다는 것이다.

2013년에 강의를 진행할 때 박성훈 선생의 체질을 잡기가 쉽지 않았다. 강의 일정이 끝난 후에 함께 강의를 들었던 선후배들과 계속 의견 교환도 하고 서로 침 치료를 해주면서 자기 자신을 향한 이해에 성공했다고 내게 알려주었다. 그날 야식 얘기를 듣고 보니 고개가 끄덕여졌다. 박성훈 선생은 수음체질이다. 세 끼를 충분히 소화시키는 것도 쉽지 않을 정도로 위(胃)가 약한 체질인데 어찌 야식을 먹을 엄두를 낼 수 있겠는가.

감잎차 알러지

2001년에 Onestep8.com을 만들었을 때 활발하게 활동을 하던 김영규 선생이 있다. 그는 당시에 충남 홍성에서 공중보건의로 근무하고 있었다.

그가 올린 임상보고에 흥미로운 것이 있다. 40대 초반의 여성이 갑작스럽게 피부에 발진이 생기면서 가려워졌다는 것이다. 오전에는 가벼운데 오후에 심해진다고 했다. 가려움 때문에 긁으면 주변이 붉게 올라오고, 잠시 후면 가라앉는 상태가 유지된다고 하였다. 본래 피부는 좋은 편이었고, 이런 경험은 처음이라고 하면서 환자가 불안해 한다는 것이다.

딱히 원인을 밝힐 수는 없었고, 음식과 관련이 있을 것 같아서 자세히 물어본 결과 감잎차를 복용하면서부터 증상이 생겼다고 이야기했다. 본래 옥수수차를 먹다가 두 달 전부터 감잎차로 바꾸었고, 대략 증상이 시작되는 시점과 비슷한 것 같다는 것이다.

과거 병력을 보니 위하수가 있다고 했다. 그래서 수음체질로 감별하고 체질침 치료를 시도했다고 한다. 김 선생을 만나기 전에 그 환자는 피부과에서 부신피질 홀몬 계통의 약물을 먹어보았지만 뚜렷한 변화는 없었다. 피부과에서는 특별한 병명도 없이 대략 6개월 정도는 되어야 나을 거라고 했다는 것이다.

체질침을 시술하고 난 뒤 대략 1시간이 조금 못 되어서 피부발진이 쑤욱 들어갔다고 기뻐하면서 찾아왔단다. 군데군데 붉게 올라왔던 반점들이 거의 소실되었음을 확인했지만, 문진을 할 때 발진이 올라왔다가도 긁지 않으면 잠시 후에 가라앉는다고 했었기 때문에, 치료효과라고는 생각지 않았으며 환자에게도 그렇게 설명했다. 치료를 하면서 1주일이 넘어가니 발진은 거의 가라앉고 가려움도 사라졌다고 했다. 무엇보다 감잎차 마시기를 바로 중단하고 체질식을 강력하게 권유한 결과라고 생각하고 있다고 했다.

수음체질과 구운 사과

8체질론에는 각 체질마다 이로운 과일과 열매가 있고 해로운 것의 구분이 있다.

그런데 농업과 관련한 산업이 발달하면서 우리가 접하는 농산물에서 순수한 품종을 찾기가 힘들어졌다. 교배종이나 개량종이 많아졌고, 유전자를 조작하는 농산물도 등장했다. 그래서 현재 유통되는 과일이나 농산물이 가진 성질이 8체질론에서 나눈 기준에 딱 맞지 않는 것들도 있다.

위가 약한 수음체질에게는 사과가 이로운 과일인데 사과를 날 것으로 먹기보다 불에 구워서 먹으면 소화가 더 잘 되고 훨씬 잘 흡수된다. 사과 파이도 괜찮을 것 같다.

수음체질에게 보리는 독(毒)이다

서OO 씨는 45세 여성인데, 2013년 8월에 설사가 잘 나고 배가 뺑뺑하고, 콧물과 재채기로 고생하고 있었다.

이 분과 딸은 둘 다 수음체질인데, 보리가 고소하고 맛있어서 몇 년 동안을 보리차를 끓여먹고 있었다. 수음체질은 기본적으로 위(胃)가 차고 소화력이 약한데, 위의 열(熱)을 식히는 효과가 있는 보리를 차로 만들어 늘 마신 것이다. 그러니 위가 더 냉해져서 소화기능에 장애가 생겨서 이상 발효로 가스가 생기니 배가 뺑뺑해지고, 음식물이 충분히 소화되고 흡수되지 못했으니 설사가 날 수 밖에는 없다.

그리고 본디 수음체질은 차가운 기운에 약한 몸이고 호흡기도 약한데,

몸이 계속 차가워지니 코가 외부의 찬 기운에 예민하게 반응을 해서 콧물과 재채기가 계속 되었던 것이다.

이 사례를 알려준 분은 서울시 강동구에서 개원하고 있는 정재구 선배이다.

권도원 선생이 칼럼에 쓴 사례인데, 모유가 부족해서 분유를 먹는 어린 아이가 별다른 이유 없이 자꾸 설사를 하는 것이었다. 분유를 바꾸어보아도 큰 변화가 없었는데, 나중에 분유를 타 먹인 보리차 때문이라고 밝혀졌다. 이 아이도 수음체질이었던 것이다.

간에 기별도 안 간 것처럼

수음체질은 적게 먹고, 천천히 먹고, 자주 먹어야 한다. 이것을 원칙으로 지켜야 건강하다. 물론 체질에 맞는 음식을 먹어야 함은 기본이다.

그리고 식사를 마친 후에는 꼭 쉬어야 한다. 밥을 먹느라고 힘이 소모되고, 또 소화를 시키는데도 에너지가 추가로 필요하기 때문이다. 이런 사람이 있다. '밥을 먹다보니 힘이 빠져 소화시킬 힘도 없을 것 같네.' 바로 수음체질이다.

밥을 먹고 쉴 때는 몸을 오른쪽 옆으로 비스듬히 기대는 것이 소화를 위해 좋은 자세이다. 그런데 몸을 기대고 있으면 식곤증이 생겨서 잠이 오기도 한다. 이때 잠이 들면 절대 안 된다. 잠이 들면 위가 일을 하지 않기 때문이다.

수음체질이 과식을 하거나, 몸에 맞지 않는 음식을 즐기거나, 식후에 바로 잠드는 것이 반복되면 약한 위가 더 부담을 받고 힘이 더 빠진다. 그래서 위가 아래로 처지는 위하수가 된다. 위하수가 된 사람은 물구나무서기가 좋은 운동법이다.

'간에 기별도 안 갔다'는 속담이 있다. 어떤 사람이 밥을 먹었는데 무엇을 먹었는지도 모르게 식사량이 아주 적더라는 것이다. 수음체질은 그렇게 간에 기별도 안 간 것처럼 먹고 살아야 모든 세상살이가 편안해진다.

수음체질 만나기가 어렵다

수음체질 유명인을 찾기가 어렵다.

서울시 관악구에 있는 하준욱 선생이 탤런트인 이원용 씨를 수음체질로 치료했다고 한다. 그래서 이원용 씨가 기독교방송의 대담 프로에 나온 영상을 보았다.

이원용 씨는 체형이 왜소하고 말이 느리다. 말이 논리적이고 체계가 있다. 그런데 말이 단계적이고 점진적이나 주변 상황에 대한 설명이 장황하다. 인터뷰 도중에 흥분하는 경향은 적고, 비판적 성향은 보이지 않는다. 거시적인 관점보다는 주변상황을 토대로 판단하는 모습이 보인다. 상황을 개척하고, 돌파하기보다는 적응하는 성향을 보인다.

수양체질과 수음체질은 소음인이다.

수양체질은 소심하면서도 까칠하고, 수음체질은 소심하면서도 너그럽다.

수양체질은 운동능력이 좋고 지구력이 있고 균형 감각이 뛰어나다. 수음체질은 느리다. 운동능력이 두드러지지는 않는다.

수양체질은 완벽주의적이고 승부욕이 강한데, 수음체질은 헐렁하다.

수양체질은 객관적인 사실과 논리적인 체계를 중시하는데, 수음체질은 객관이나 이론보다 자신의 경험을 앞세우는 태도를 보인다.

수양체질은 변비인 경우가 많고, 수음체질은 대변이 묽게 나오는 것이 잦다.

수양체질과 수음체질을 비교해서 보니 수음체질의 개념이 비교적 쉽게 보인다.

가족의 체질

의료인을 위한 체질학교 심화반에서 수음체질을 강의하는 시간이다. 수강자들에게 유명인 중에서 수음체질을 찾아보라는 숙제를 내면서, 이번 책을 위해 준비한 원고에서 수음체질 부분을 함께 돌렸다. 마침 가족 중에 수음체질이 많은 분과 배우자가 수음체질인 분이 있었다. 덕분에 나도 개념을 확장하고 싶어서 두 분에게 발표시간을 주었다.

최○○ 선생은 남양주시에 있고 금음체질이다. 어머니와 큰 누이, 막내 여동생이 수음체질이고 부인도 수음체질이다. 그리고 장모님이 수음체질이고 작은딸이 수음체질이라고 한다. 여섯 명의 수음체질이 주위에 포진하고 있는 것이다.

그런데 최○○ 선생이 수음체질인 가족들을 수음체질로 확정한 것은 오래되지 않았다고 한다. 그동안 많은 고민과 시행착오가 있었다고 어렵게 고백했다. 모친과 누이를 권우준 선생이 토양체질로 감별하기도 했고, 지방의 유명한 8체질한의원에서도 토양체질로 감별하고 치료를 받기도 했다. 그런데 치료를 받고 상황이 더 나빠졌던 아픔이 있다는 것이다.

가족들과는 오랜 기간 일상을 함께 하므로 사소한 부분까지도 세밀하게 관찰할 수 있다. 그러니 가족의 체질을 확정하는 순간 그동안 쌓였던 정보를 통해서 해당 체질에 대한 인식이 단번에 깊어지고 개념의 폭이 넓어질 것이다.

이번 강의시간을 통해서 나는 수강자의 처지에서 많은 것을 배웠다. 최OO 선생이 핑클 맴버였던 성유리를 수음체질로 지목했다. 그 말을 듣자마자 쉽게 공감할 수 있었다. SBS 프로그램인 「힐링캠프, 기쁘지 아니한가」에서 한혜진이 차지하는 공간과 성유리라는 사람이 차지하는 공간은 분명히 다르다. 이 프로그램에 나오는 출연자라면 한혜진보다는 성유리가 좀 더 부담 없고 푸근하게 느껴지지 않을까 하는 생각이 들었다. 물론 나만의 생각이다.

이 날은 또 부산에서 박성훈 선생이 맥진모델로 와서 많은 애기를 들려주었다. 그래서 수음체질의 특징을 좀 더 많이 수록할 수 있었다.

수음체질의 특징

신체	마른 체형이다. 상체보다 하체가 퉁퉁할 수 있다. 심하늑각(心下肋角)이 예각(銳角)이다. 눈꼬리가 처져있다. 어깨가 좁다. 눈이 눈물을 머금고 있는 듯하다. 가슴이 자주 두근거리고 불안할 때가 많다.
성향 태도	말이 느리고 음성 톤이 낮다. 내성적이고 소극적이고 느리다. 무리에 끼어 있어도 별 개성이 없다.

성향 태도	존재감이 없고 강렬함이 없다. 어느 모임에 가도 그곳에 맞춰주는 사람이다. 조용하고 넉넉하고 잘 참는다. 마치 물처럼 주위에 잘 스며든다. 다른 사람의 이야기를 잘 들어준다. 주변에 대해 좋고 나쁨의 판단을 잘 하지 않는다. 수양체질과 비교하면 주변에 대해 조금 헐렁한 면이나 여유가 있다. 수양체질과 비교하면 결벽적인 경향은 별로 없다. 줄거리를 말할 때 주위 배경을 시시콜콜하게 전한다. 핵심만 전달하지 못한다. 24시간 고민한다. 고민의 연속이라 결정이나 판단이 어렵다. 무엇을 준비해야 하는데, 일찍 끝내고 시간이 남아도 그것을 계속 걱정한다.
기호	맛집에 관심이 없다. 식탐이 없다. 야식을 이해할 수 없다. 색채 감각이 무뎌서 옷을 고르더라도 아래와 위의 조합이 어색한 것을 고른다. 노란색이 어울린다.
불편	항상 소화문제로 고생한다. 잘 토한다. 설사가 잦다. 트림을 자주 한다.

체질분포

8체질의학에 입문한 임상의들이 초기에 궁금해 하는 것 중에 하나는 '8체질론에 따라서 진료하는 클리닉에 내원하는 환자들의 체질별 분포'이다. 그래서 게시판에 이런 종류의 질문을 자주 올린다.

'저는 요즘 OO체질이 몇 % 정도 오는데 이게 적당한 것인가요?' 아니면 '고수님들의 체질 분포는 어떤지 좀 알려주세요.' 같은 것인데, 자신이 잘 하고 있는지 다른 사람의 케이스를 통해서 확인하고 싶은 것이다.

꽤 오랫동안 8체질의학 전문 사이트를 운영하고 관리하고 지켜보아 오면서, 나는 동료들을 향해서 늘 동일한 태도를 유지해 왔다. 다른 임상의의 체질별 분포를 알게 되더라도 그것이 자신의 임상에 별 도움이 안 된다, 오히려 자신의 발전을 막는 장애물이 될 수도 있다, 이렇게. 그런데 근래에 생각을 바꾸었다. 일단 다른 사람과 비교할 목적이 아니라면 한번 해보는 것도 좋겠다 싶었다. 그래서 2014년이 되면서 매 달, 섭생표를 주는 분들에 대해서 통계를 내 보았다. 아래 표는 2014년 1년 동안 내가 감별한 현황이다.

월별	초진	감별	금양 Pul.	금음 Col.	토양 Pan.	토음 Gas.	목양 Hep.	목음 Cho.	수양 Ren.	수음 Ves.
1	146	82	8	18	24	4	19	4	5	0
2	118	75	7	12	29	3	11	6	6	1
3	105	74	11	16	28	3	5	4	7	0
4	132	78	10	13	24	8	10	12	1	0
5	103	70	7	9	21	8	11	13	1	0
6	99	52	5	8	22	1	10	4	2	0
7	108	89	4	12	32	2	22	9	8	0
8	112	79	9	16	24	2	13	10	4	1
9	89	60	2	11	22	3	14	7	1	0
10	99	64	6	8	21	2	19	4	2	2
11	71	51	6	10	14	3	5	6	5	2
12	111	68	4	12	25	5	16	5	1	0
계	1,293	842	79	145	286	44	155	84	43	6
분포비율		100	9.4	17.2	34.0	5.2	18.4	10.0	5.1	0.7

토양체질의 비율이 다른 일곱 체질에 비해서 압도적으로 많다. 내 경우에 2위와 3위는 목양체질과 금음체질인데 이 두 체질의 비율은 클리닉마다 편차가 있고, 이 두 체질을 각각 1위로 꼽는 임상의가 있다는 것을 안다. 금음체질이 환자 분포비율 1위가 된다는 것은, 금음체질이 그만큼 현대의 생활환경을 견디기 힘든 체질이라는 뜻이기도 하다.

나는 체질 섭생표를 환자에게 주는 기준을 3회 내원일로 정하고 있다. 통계를 내니까 일단 이전보다 집중도가 더 증가한 것 같다. 그리고 진료 월의 통계를 서로 비교하여 나의 체질 맥진이 어떤 특정 체질에 쏠리고 있는 것은 아닌지 점검하고 반성하는 계기가 되었다. 그리고 포털 사이트의 의료인을 위한 체질학교 카페 게시판을 통해서 함께 공부하는 분들에게 알리고, 이런 작업을 반드시 하라고 권고하게 되었다.

체질은 봐서 뭐 하시게요?

2년 전이다. 아침에 출근해서 진료를 시작하기 전인데 남쪽지방에서 전화가 왔다고 한다. 전라도 강진인데 같은 마을 사람들이 한 차를 타고 '지금 출발'하니 혹시 점심시간에 걸리더라도 꼭 봐달라는 것이다. 네 시간쯤 지나서 그 일행이 도착했다. 두 쌍의 부부와 운전을 하고 온 남성 한 분 모두 다섯 명이다. 길이 멀어 또 올 수가 없으니 당일에 다섯 명의 체질을 모두 감별해 달라는 것이다. 네 명을 본 후에 일행의 인솔자이며 소개자이자 마을의 이장이라는 남성을 보게 되었다. 문을 열고 들어오는데 담뱃진 절은 냄새에 술 냄새가 심하게 풍겨서 깜짝 놀랐다. 얼굴빛은 간이 심하게 나쁜 환자처럼 거무튀튀하고 피부에 윤기가 전혀 없었다.

그래서 그 분이 의자에 미처 앉기도 전에 다짜고짜로 먼저 물었다. '아니, 운전을 하고 오셨다면서 오시다가 반주라도 하셨습니까?' 그러니까 이 분이 "아뇨, 밤 새워 새벽까지 마시고 아침에 술이 좀 깬 거 같아서 잠도 안 자고 올라오는 길입니다" 하는 것이다. 술 냄새에 놀란 거에 더해서 황당해졌다. '오늘 여기 무엇 하러 오신 건가요?' 대답은 시원하다. "체질보러 왔죠." '그럼 체질은 봐서 무엇 하시게요?' 뭐 그런 시시한 것을 물어보냐는 투로, "그야 체질을 봐서 음식도 가려 먹고 해야겠죠. 건강해져야하니까." 건강이라는 말이 나오는 바람에 나는 순간적으로 열이 뻗쳤다.

'아니, 건강해져야 한다는 분이 담배에 절은 몸으로 밤새 술을 푼단 말입니까? 그렇게 몸을 돌보지 않을 거면 오늘 저를 만나 체질을 알아본들 선생님께 무슨 도움이 되겠습니까?' 하지만 이 분은 내 기세에 전혀 밀리지 않는다. "아! 원장님 살살 하세요. 멀리서 찾아 왔는데 왜 열을 내고 그러십니까? 사람 무안하게." 이 분은 나보다 나이가 좀 많았다. 그래도 아닌 건 아니지 않은가. '건강에 관심이 있어서 남도에서 이 먼 골짜기까지 동네 분들을 모시고 온 열성분자께서 정작 본인의 몸을 관리하는 태도는 아예 기본도 없지 않습니까?'

나는 이분을 계속 몰아붙여서 결국은 다른 네 분에게만 체질섭생표를 주고 강진으로 돌려보냈다. 내려가는 길에 계속 내 욕을 했을 것이다. 분을 삭이지 못해서 차에서 내리자마자 두꺼비오줌 한 병을 들이켰을지도 모른다.

체질을 봐서 뭐 하는가? 대중은 심각한 오해를 품고 있다. 체질론이 무슨 도깨비방망이인 줄 안다. 체질을 안다고 그때까지 자신의 몸에 쌓인 문제가 단번에 해결되지는 않는다. 체질을 감별 받는 일은 자신의 삶을 변화시킬 수 있는 계기를 만드는 시발점일 뿐이지, 건강하게 되는 종착점이 아니다. 오히려 체질을 알고 난 후 평소보다 더 굳은 의지가 필요하고, 그때까지 모르고 즐겼던 것들에 대한 욕구와 단절의 고통을 이겨내야 하는 험난한 여정의 출발지인 것이다. 지금까지 지켜왔던 식생활을 개편하는 일은 식욕이라는 본능과 싸워야 하는 고단한 수행이다. 더군다나 몸과 마음이 많이 망가져 심각한 질병 상태에 빠져 있다면 식이요법 뿐 아니라 반드시 의사의 치료가 필요하다.

삶이란 무대 위에서 늘 착한 역할만 맡을 수는 없다. 상대방이 앞으로 만날 좋은 인연을 위해 오늘 내가 그에게 악역이 되어야만 한다면 나는 기꺼이 그 역할을 감당할 것이다. 내게서 쓴 소리, 거슬리는 소리를 듣고 그가 자신이 삶을 뒤돌아보고 그동안 지녀왔던 생활의 태도를 바꿀 수 있다면, 설령 다른 사람들 눈에 냉혈한 악인으로 보인다고 해도 나는 그 역할을 충실히 하겠다.

무엇을 팔아야 하나?

주말에 강의가 있어서 부산에 갔다가, 상경하려고 부산역에서 KTX 막차를 탔다. 밤 11시 조금 넘어서 남동생한테서 문자가 왔다. '형, 전화 요망. 허리를 삐끗해서 움직이지 못하고 누워있는데 119를 불러야 하는지 고민 중'이라는 것이다. 또 가만히 있으면 안 아픈데 움직이기가 힘들다고 했다. 동생은 2년 전에도 허리를 다쳐서 꽤 오래 고생한 적이 있다. 기차는 부산에서 막 출발한 상태이고 서울역에 밤 1시 넘어 도착해서 파주에 있는 동생 집에 갈 수도 없다. 그래서 주말에 병원에 가봤자 처치해 줄 전문 의사도 없고 진통제나 놓아줄 테니, 일단 집에서 허리에 부하를 주지 않는 자세로 쿠션 같은 것으로 무릎을 괴고 무조건 누워 있으라고 했다. 그리고 잠이 오면 잠을 자라고 했다. 나도 집에 도착해서 한숨 자고, 아침에 가겠노라고 했다.

이 날 한 강의는 다섯 시간을 연속해서 하는 강의라 아주 힘들고 늦은 밤에 도착했으니 아침에 가겠다는 동생과의 약속은 애초에 가능하지 않은 상태였다. 잠자리에서 일어나니 오후 1시고 오전 내내 나를 기다리느라 지쳤을 것이 분명한 동생의 짧은 문자가 10시 37분에 도착해 있었다. '같은상태'동생은 글쓰기 선생이다. 평소 같았으면 이 짧은 구절에서도 칼같이 '같은 상태'라고 띄어쓰기를 지켰을 것이다. 이것만으로도 그가 가진 불만을 엿볼 수 있다. 그래도 나는 밥을 챙겨 먹으려고 '밥 먹고 갈 테니 조금만 더 참고 기다려 줘'를 1시 15분에 보냈고, 차를 몰고 출발하여 한

강대교 앞에서 신호를 기다리며 '집에서 출발'이라고 문자를 보냈다. 2시 22분이었다.

머피의 법칙이 괜히 생긴 게 아니다. 그날따라 강변북로에 공사가 있는 모양인지 네 차로가 모두 꽉 막힌다. 느릿느릿 진행하다가 보니 '차로 좁아짐' 표지판이 여러 번 보인다. 그 때 '병원'이라고 오고, '1시에'라고 오고, '백병원ㄴ ㅇㅇ급ㄱ실'이라고 문자가 연속해서 왔다. 2시 40분이다. 이거 참 절묘한 문자다. 정말 응급했다는 것이 문자 속에 고스란히 들어 있다. 바로 전화를 했다. 내가 병원 응급실에 가봤자 할 역할이 없을 것 같고 차를 돌려 집으로 가야할 것 같다고 했더니 동생도 오지 말라는 것이다. 늦은 출발이 미안하면서도 병원으로 가버린 동생에게 살짝 서운한 감정도 생긴 터였다. 난지도, 아니 하늘공원 옆을 지나 가양대교를 건너 88도로를 타고 노량진수산시장 샛길로 넘어가려다 차가 밀려 섰는데, 전화가 왔다.

X-ray 촬영에서는 별 문제가 없다고 나왔는데 움직일 수가 없고 통증이 심하니 다른 정밀 검사를 더 해야 하는지 고민스럽다는 것이다. 동생은 2년 전에는 국내에서 가장 규모가 큰 척추전문 한방병원의 네트워크 병원에 가서 MRI를 찍고 결코 싸다고 할 수 없는 한약을 지어 먹었다. 나는 그걸 나중에 들었었다. 자네가 자발적으로 큰 병원으로 들어간 거니까 거기서 하자는 대로 할 수밖에는 없을 거다. 지금 당장 답답한 사람은 의사가 아니라 자네가 아닌가. 그래도 MRI보다는 CT가 저렴하니 꼭 찍어야 한다면 그것으로 해라. 이렇게 말해주다가 보니 막힌 길이 뚫렸다. 속으로는 이번에도 크게 덮어쓰게 되는 건 아닌지 염려가 되었다.

이 사회에는 교묘한 방법으로 불안을 팔아먹는 집단이 둘 있다. 종교계와 의료계이다. 종말론 같은 싸구려 포장과 구원과 천국 같은 고상한 포장으로 결국은 불안을 팔아먹는다. 종교인은 헌금으로 환자는 검사비와 치료비를 통해서 그것을 산다. 병원의 규모가 커지면 커질수록 불안은 확대되고 다양해지며, 그곳에 들어간 환자들이 종목이 다른 다양한 불안들을 충분히 구매해야만 병원 산업이 돌아간다. 뭐 생명보험업계는 노골적으로 불안을 팔아먹지만 그래도 위 두 집단만큼은 좀 달라야 하지 않을까.

강변북로 위에서 동생과 나의 길이 엇갈렸다고 생각했다. 순서대로라면 CT나 MRI를 찍고 월요일에 전문 의료진이 출근하면 수술 스케줄을 잡아서 수술이 아니라도 최소한 시술을 받게 될 거라고 예상했다. 그래서 염려가 더 컸다. 그런데 밤 9시 44분에, 진통제 맞고 쉬다가 입원 병동이 없다고 해서 집으로 갔다는 문자가 왔다. 다행스럽게도 백병원에 내주었던 주도권을 다시 내가 잡게 된 것이다.

나는 경기도 시흥시에서 일한다. 월요일에 출근해서 점심시간에, 저녁에 퇴근하고 동생에게 가겠다는 문자를 보냈다. 7시에 퇴근한 후 부천역에 가서 서울역까지 갔고, 서울 서부역에서 경의선을 타고 동생네에서 가까운 운정역에 내렸다. 동생 집에 가서 치료를 하고 다시 운정역과 지상과 지하의 서울역을 통해서 귀가했다. 화요일 오전 11시 28분에 어제보다 더 좋아졌다는 문자가 왔다. 병원 응급실에서 맞은 진통제는 다만 통증 강도를 줄여줄 뿐이고 이 병을 치료하는 작용은 없다. 내가 찾아가기 전까지 증상이 조금씩 개선된 것은 전적으로 절대 안정한 결과다.

아침에 머리를 감으려고 허리를 굽혔는데, 가벼운 물건을 옮겼을 뿐인데, 그 순간 허리를 삐끗하여 움직이지 못하게 되는 경우를 자주 본다. 그러면 당사자는 그런 사소한 문제가 자신이 처한 상태의 직접적인 원인이라고 생각하며 의문을 가지게 된다. 사람의 몸에서 발생하는 모든 증상은 일종의 경고이다. 어느 날 아침에 갑자기 목이 쉬었다면 자기가 계속 목을 혹사해 왔음을 반성해야만 한다. 말을 하지 못하게 해서 성대를 회복시키겠다는 몸의 뜻이다. 자동차사고가 나서 차체에 문제가 생기면 더 이상 운행하지 말고 정비 공장에 입고시켜야 하는 것처럼, 허리를 움직이지 못할 정도로 만들어서 일단 입고시키겠다는 몸의 뜻이란 걸 알아야 한다.

우리 몸에 자연치유력이 있다는 말을 쉽게 하지만 그건 건강한 몸일 때 그렇다. 그래도 몸은 언제나 스스로 사태를 해결하려고 애쓴다. 내가 동생에게 한 치료는 그런 몸을 도와주는 보조적인 행위이다. 그런데 몸이 사태를 해결할 능력이 없는 상태가 되었다면 그건 중증이다. 그럴 때는 좀 더 복잡한 치료 시스템이 필요하다. 그렇다고 해도 의사라면 모름지기 환자에게 늘 안심을 팔아야 한다고 믿는다. 우리 사회의 양극화는 심각한 수준이고 의료계도 거대 병원들과 의약산업이 시장을 지배하고 있다. 그들은 사람들의 불안을 빨아먹고 점점 더 거대한 공룡이 되어 간다.

찾아보기

ㅅ

출판 同志 66명의 정성을 모아 이 책을 만들었습니다.

현승은 허정우 허성식 허 규 한세현 한명우 하준욱 최원경 최영환 최선우
차경석 조정문 조용태 정재구 정석원 전희경 전일곤 정인기 장승환 장경식
임영권 이충원 이은방 이선희 이미승 이동환 이기봉 이기동 이규진 이강룡
유재원 옥영길 오창환 연석찬 안주현 심은기 신성찬 신민욱 송창수 송경철
손성철 서진우 서배배 박희천 박현주 박철진 박은영 박영수 박영란 박민학
민회선 민경목 김종민 김재준 김웅시 김성진 김상열 김산들 김병성 김민중
김미숙 김문숙 김낙기 곽병철 강광옥 (하파타순)

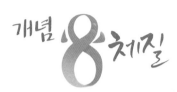

개념 8체질

초판 1쇄 인쇄 2015년 2월 18일
재판 1쇄 발행 2017년 12월 7일

지은이 이강재
펴낸이 이정옥
펴낸곳 杏林書院[1923년창립]
출판등록 제25100-2015-000103호
주소 서울시 은평구 수색로 340, 202호
전화 02) 597-4671~2, 02) 2269-4922
팩스 02) 597-4676
이메일 haenglim46@hanmail.net

값 13,000원